図解 眠れなくなるほど面白い

糖質の話

医学博士
牧田善二
Zenji Makita

日本文芸社

はじめに

世の中は糖質制限ブームです。比較的苦労せずとも体重を落とせることができるため、効果をすぐに、確実に体感できることが大きな理由でしょう。これまで正しいとされてきた「カロリー制限」から、重要なのは「糖質制限」だと世間に認知されたのは、四十年近く専門医として活動してきた私にとって大変喜ばしいことです。

しかし、ブームが広がれば広がるほど、糖質制限を誤解している人が増えているように思えます。

たとえば、「糖質制限していれば、糖尿病の治療は必要ない」という誤解は非常に危険なことです。現実として、糖尿病の治療は進歩を遂げており、厳しい糖質制限をしなくても良くなってきているのです。

ダイエットにすぐに効果がでるため、ブームになるのはわかります。しかし本質は、やせて健康になり、長生きしたいからではないでしょうか。その点から見ると、糖質制限はあくまでも一部であり、これだけやっていればいいというものではありません。ほかにもやるべきことはたくさんあるでしょう。

そこで本書では「糖質」の本質について図解を用いてわかりやすく解説します。「糖質制限」の基本、病気との関係、ありがちな誤解などを理解して、「糖質制限」についての知識を深めていただければ幸いです。

医学博士　牧田善二

第1章

糖質の基本

カロリー制限という考え方

いまだに浸透している数十年前の常識

人間はなぜ太るのでしょうか？　「太る」というのは脂肪がつくということですから、脂肪分が原因と考える人が多いようです。ダイエットの知識がある方は、「カロリーが高いものが原因」と答えるでしょう。

しかし、これは、**数十年前に医学先進国アメリカが出した間違った結論によって、常識として根付いてしまった古い考え**なのです。

肥満による心筋梗塞が多かったアメリカでは、肥満をなくす方法について古くから研究が進められていました。1970年代には「肥満の原因は脂肪なのか？　糖質なのか？」という議論になり、「脂肪が悪いのだからカロリー制限が必要だ」という結論になりました。そして、それが日本をはじめ、世界に広まったのです。

その結果どうなったのかといえば、糖質の影響は無視され、炭水化物をたくさん食べた人たちの肥満が増えてしまいました。

そのため、**アメリカの糖尿病学会は間違いを正し、現在は「糖質こそ肥満と糖尿病の原因である」**という立場をとっています。ところが、日本は間違いを正せず、日本糖尿病学会ですら「カロリー制限こそダイエットにも血糖値のコントロールにも有効である」と公言しているのです。数十年も前の結論を堅持しているのは、さすがに古過ぎるというほかないでしょう。

肥満とはなにか?

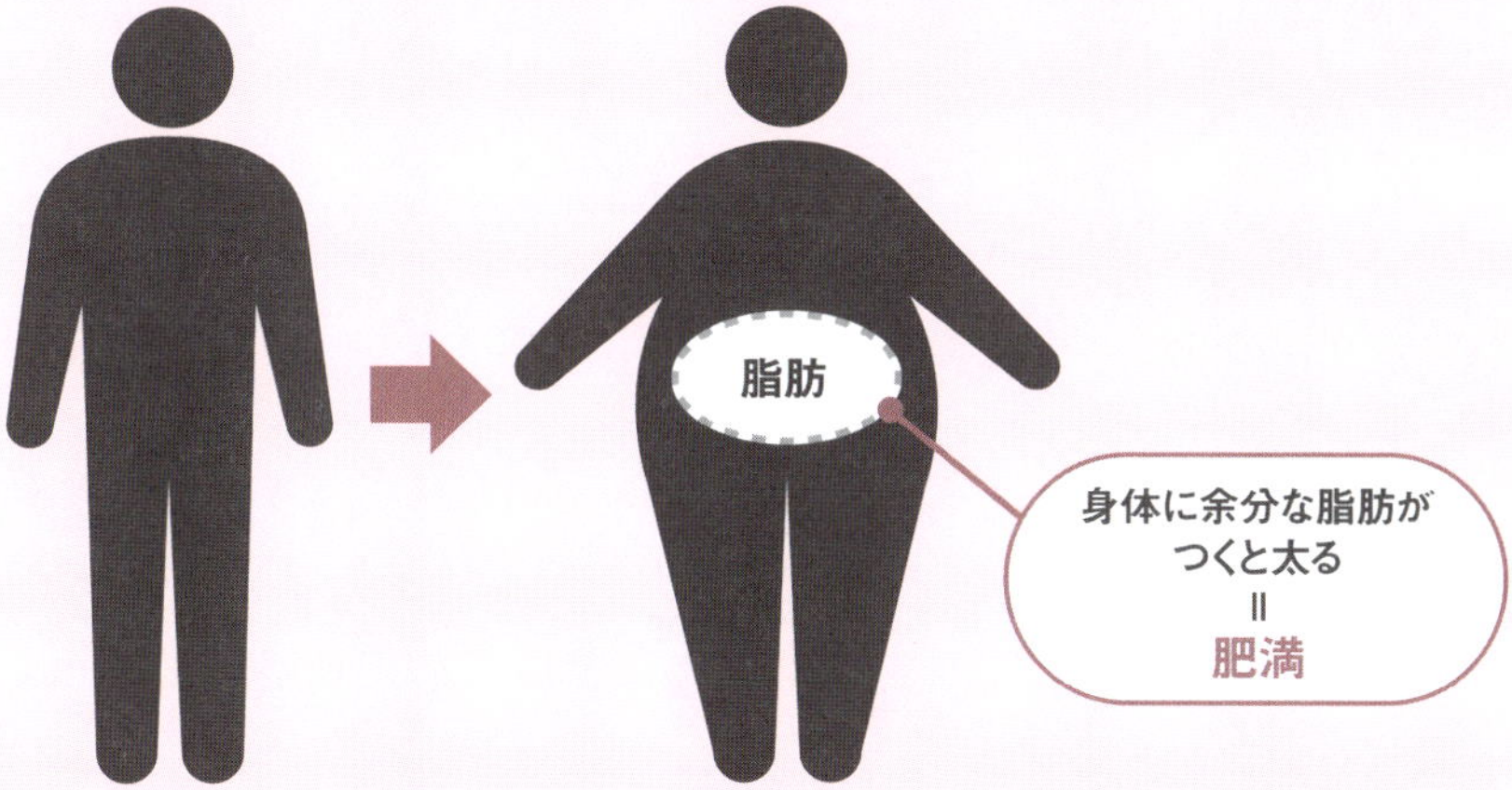

肥満の原因はカロリーか糖質か?

昔の常識

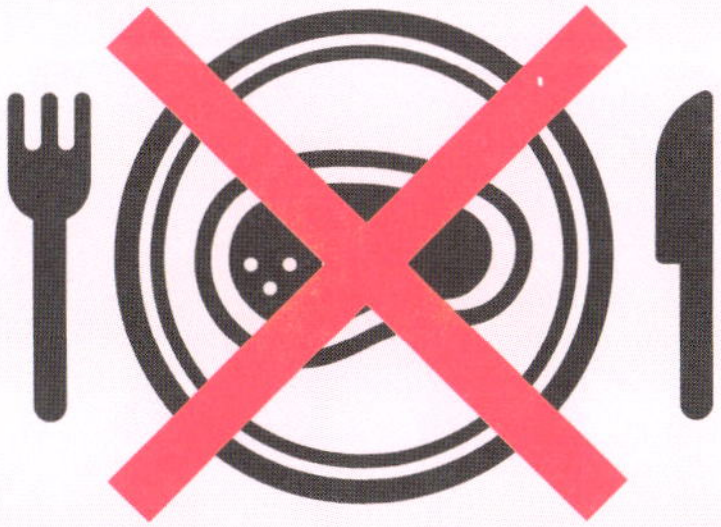

脂肪が悪いのだから
カロリーを制限すべき!

医学先進国のアメリカで、「太るのは脂肪が原因」という結論になり、脂肪はカロリーが高いことから、カロリーを減らせばやせるという考えが生まれ広まりました。

現在の常識

脂肪が付く原因になる
糖質を制限すべき!

糖質の肥満への影響が無視されたことで、炭水化物をたくさん食べた人たちの肥満が増加。糖質が肥満の原因となることが認知され、新しい常識となりつつあります。

カロリー制限VS糖質制限 やせるのはどっち？

糖質制限にはやせる明確な理由あり！

端的に言えば、「太る」というのは体内の脂肪が増えるということです。そのため、これまでは脂物などカロリーの高い食事が太る原因として挙げられてきました。そこで考え出されたのが、肥満気味の人に対して行う「カロリー制限」という指導だったのです。

しかし、これは間違いです。**人が太るただひとつの原因は「糖質」にあります。**そう断言できる理由を見ていきましょう。私たちはブドウ糖と酸素を反応させてエネルギーを作り出して生きていますので、糖質は必須です。ところが、糖質を必要以上に摂ると、エネルギーとして使われなかったブドウ糖が余ってしまいます。

血中にブドウ糖が余ってくると、すい臓から出てくるインスリンというホルモンの働きで、ブドウ糖はグリコーゲンに替えられ、筋肉や肝臓に貯蔵されていきます。ところが、貯蔵できないほど余ってしまうと、脂肪として体内に溜め込んでしまうのです。つまり、**糖質を摂り過ぎてブドウ糖が余る**から太るのです。

逆に、糖質を制限するとエネルギー源であるブドウ糖が不足し、貯蔵されていたグリコーゲンをブドウ糖に戻したり、脂肪を燃やしたりしてエネルギーとして使います。脂肪が燃やされるのですから、当然やせていくわけです。これが「糖質制限」の基本的な考え方です。

人間が太る原因は？

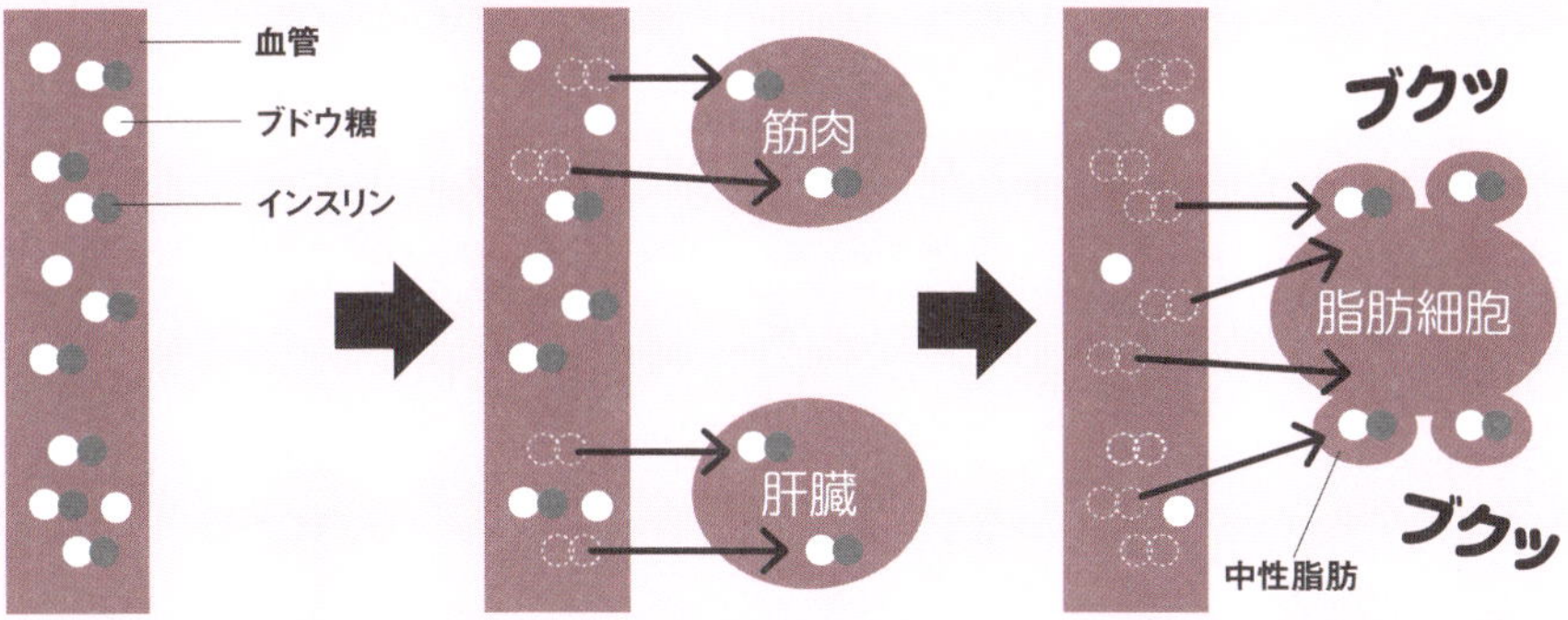

血中のブドウ糖が増えると
インスリンが分泌される

インスリンによりブドウ糖は
筋肉や肝臓に運ばれ貯蔵される

貯蔵分が一杯になるとブドウ糖は
脂肪細胞へ運ばれ中性脂肪となる

つまり……

太る原因は糖質を摂り過ぎてブドウ糖が余るからなので
「カロリー制限」ではなく「糖質制限」が正解！

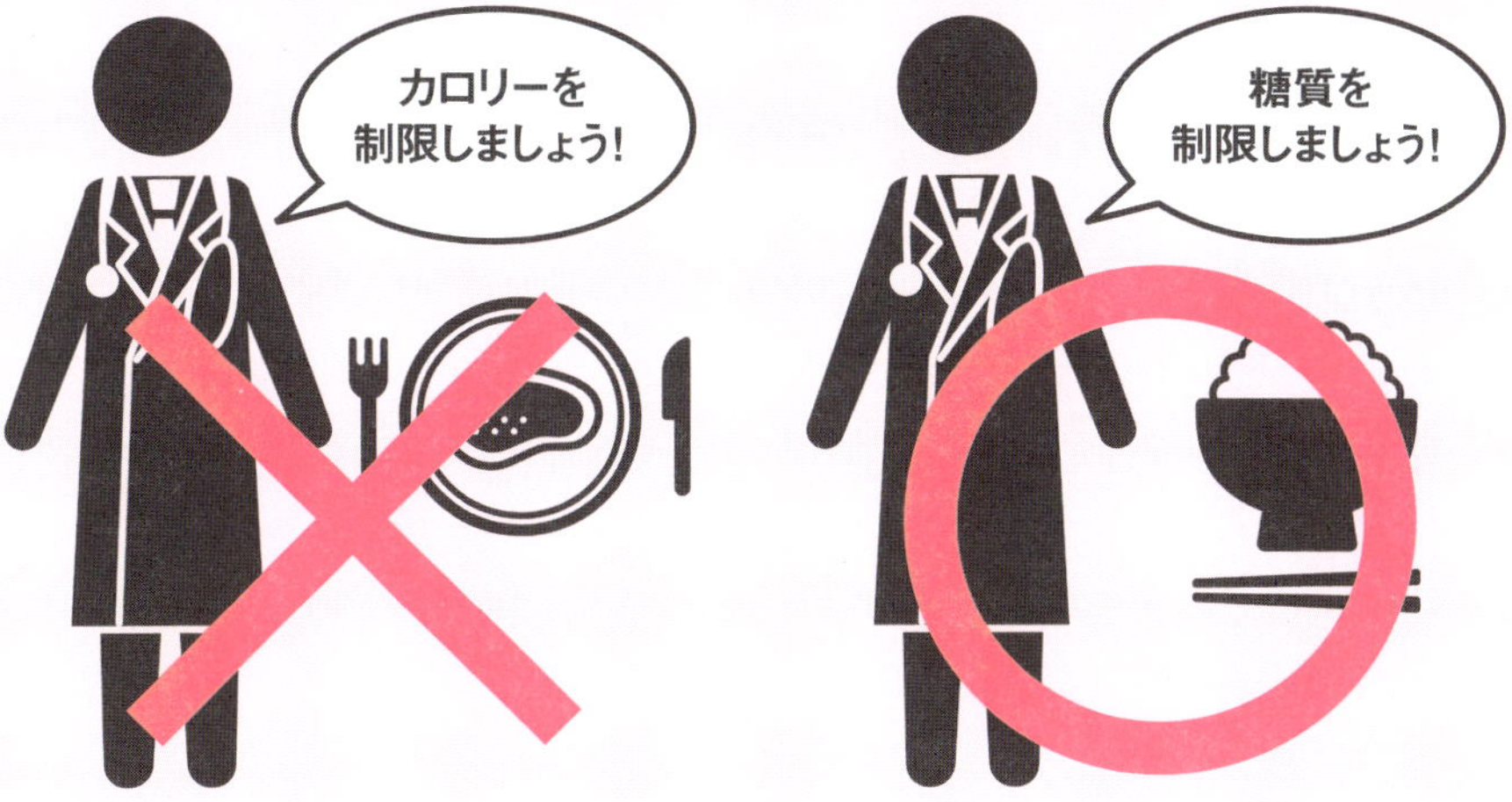

BMIを見直せ！

小太りのほうが長生きする⁉

健康診断で行われる「メタボリックシンドローム判定」、通称「メタボ判定」で使われる項目のひとつに、肥満度を表す体格指数「BMI（Body Mass Index）」があります。具体的には、**体重（キログラム）を身長（メートル）の2乗で割ることで計算**され、これが25を超えると保健指導の対象になることがあります。

このBMIですが、これまではもっとも病気になりにくい理想値は22というのが一般的でした。しかし、アメリカ疾病対策予防センターのレポートによれば、BMIが25以上30未満の「肥満（1度）」（左表参照）の人が一番長生きするという結果になったのです。しかも、18・5以上25未満の「標準体重」の人よりも死亡リスクが6％も低いというのです。

そのため、現在のアメリカでは、BMI30以上を肥満としています。ただし、これはアメリカ人の体格や肥満が非常に多いという事情を考慮しなければなりません。日本人でBMI30というのは相当な肥満体ですから、これをそのまま日本人にあてはめるのは無理があるでしょう。

そこで、理想とされてきた22よりも少し基準を緩めて、**44歳以下であれば成人病リスクを考えて男女とも18・5以上25未満の「標準体重」をキープ、45歳以降は男性30、女性25以下**をひとつの目安と考えて下さい。

BMIの計算方法

BMIの計算方法

BMI＝体重(kg)÷(身長(m)×身長(m))

肥満度を表す体格指数「BMI」は、体重を身長の２乗で割ることで計算することができます。たとえば、身長170cmで体重65kgの場合、65÷（1.7×1.7）＝22.5となります。下表は、BMIで肥満度を判定する基準で、BMI22.5は普通体重です。

■BMIによる肥満の判定基準

指標	判定
18.5未満	低体重
18.5～25未満	標準体重
25～30未満	肥満(1度)
30～35未満	肥満(2度)
35～40未満	肥満(3度)
40以上	肥満(4度)

一番長生きするのは「肥満(1度)」

従来は22が理想とされてきたが、「肥満１度」の人のほうが一番長生きという研究結果が出たことで、この常識は見直す必要があります

日本人のBMI年齢別目安

44歳以下

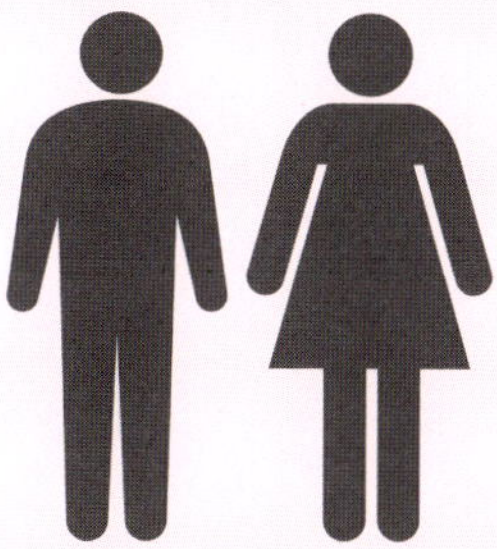

18.5～25未満

「標準体重」を維持

45歳～64歳

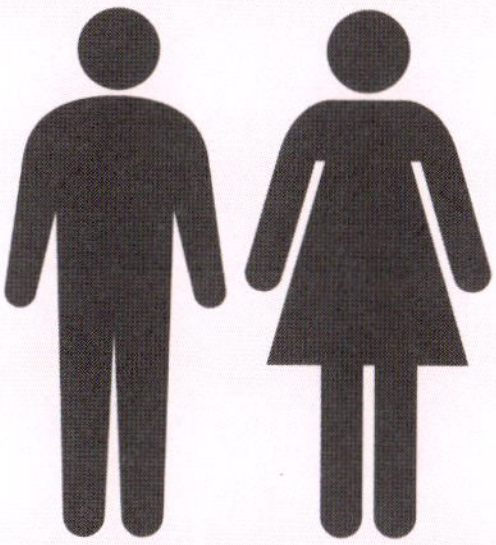

30以下　25以下

緩やかな基準でOK

人類はもともと肉食の生き物だった！

主食のごはんを食べなくても大丈夫な理由

食生活を考える上で忘れてならないのは、人間をはじめとして、あらゆる動物は空腹感や満腹感の感じ方、消化、吸収、代謝の仕組みなど、生きるためのプログラムがDNAに組み込まれているということです。

人間の食生活を考えてみると、誕生から長い期間、植物の採集と動物の狩猟、魚や貝類の採取などによって食べるものを得てきました。それは、日本人も変わらず、**私たちのルーツのひとつである縄文人は、狩猟採集生活を1万2000年という長きに渡って続けていた**のです。

今よりもずっと厳しい環境のなか、私たちの縄文時代の祖先は暮らしていたわけですから、狩猟採集で得られる食べ物からは、必要な栄養分は確保できていたと考えられます。

ところが、弥生時代になると「農業」によって、米や麦などをつくり、安定的かつ恒常的に食料を確保することに成功します。これにより、繁栄も手に入れることになるのですが、こうした**農作物が中心の食生活は、もともと組み込まれたDNAにはそぐわないもの**と言えます。

このことから考えると、**本来、人間の身体は脂質やタンパク質を摂って生きるようにできていた**にも関わらず、食生活を変えてしまったため、とくにここ100年くらいで肥満や生活習慣病が多発するようになったといえるでしょう。

日本人の食生活

縄文時代

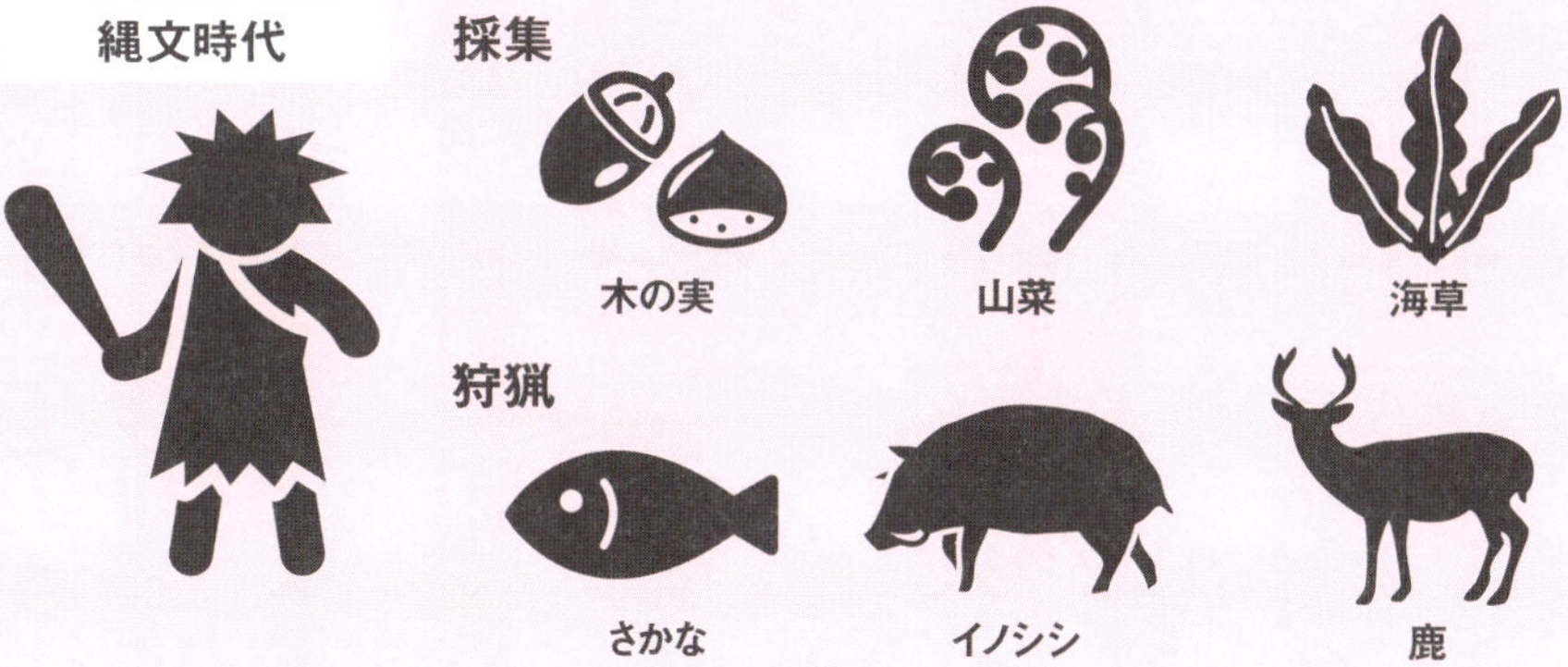

本来は脂質とタンパク質で生きるようにできており
農作物中心の生活はDNAに組み込まれていない

弥生時代

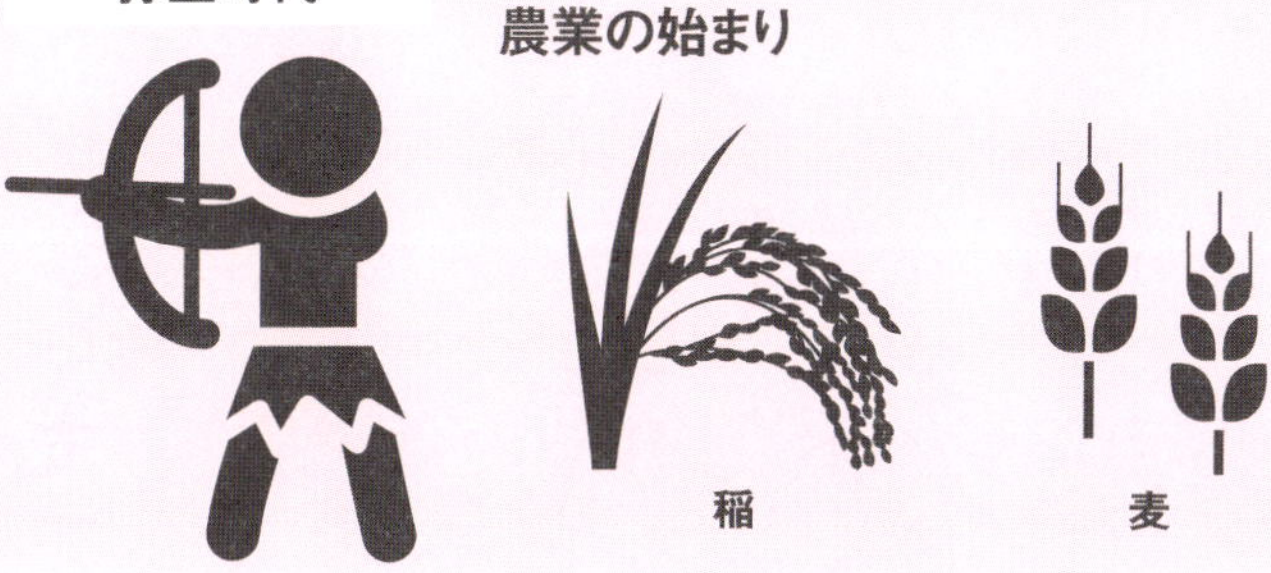

近現代

糖質を多く摂る
食生活に変わったため
肥満や生活習慣病の
大きな原因に！

食生活の変化と糖質がもたらした現代病の恐怖

最も古い糖尿病患者は藤原道長⁉

日本の糖尿病患者数は、かつては100人にひとり程度でした。ところが平成27年の厚生労働省の調査によると、糖尿病が強く疑われる人の割合は、男性の19・5%、女性の9・2%まで増加しています。

このように、**日本で糖尿病の患者が増え始めたのは、戦後20年を過ぎたくらいから**で、その理由は明確です。高度経済成長によって生活が豊かになり、主食のお米や麺類はもちろん、砂糖入りのお菓子やジュースまでも、誰もが自由に口にできるようになったからです。

それ以前の時代は、糖尿病患者はほとんどいませんでした。記録で確認できる日本人の糖尿病は、今から約1000年前の平安時代に生きた藤原道長です。晩年の道長の様子を記した藤原実資の『小右記』には、急激にやせ細って水をよく飲むようになり、視力が年々衰えて目の前の人物の顔の判別もできなくなったと記されています。

ただし、これは道長が当時は貴重だった糖質を日頃から食べられる特権階級だったからで、**一般の人々には糖尿病患者などいませんでした。**

つまり、**私たちはDNAに刻まれてきた食生活を勝手に変えてしまった**ことで、現代人はさまざまな「生活習慣病」に苦しむことになってしまったのです。

糖尿病患者数は年々増加傾向

かつては、100人に1人程度という珍しい病気だった糖尿病だが、糖尿病が強く疑われる人の割合は1997年以降年々増加しており、とくに男性は約1.6倍と大きく増加しています。

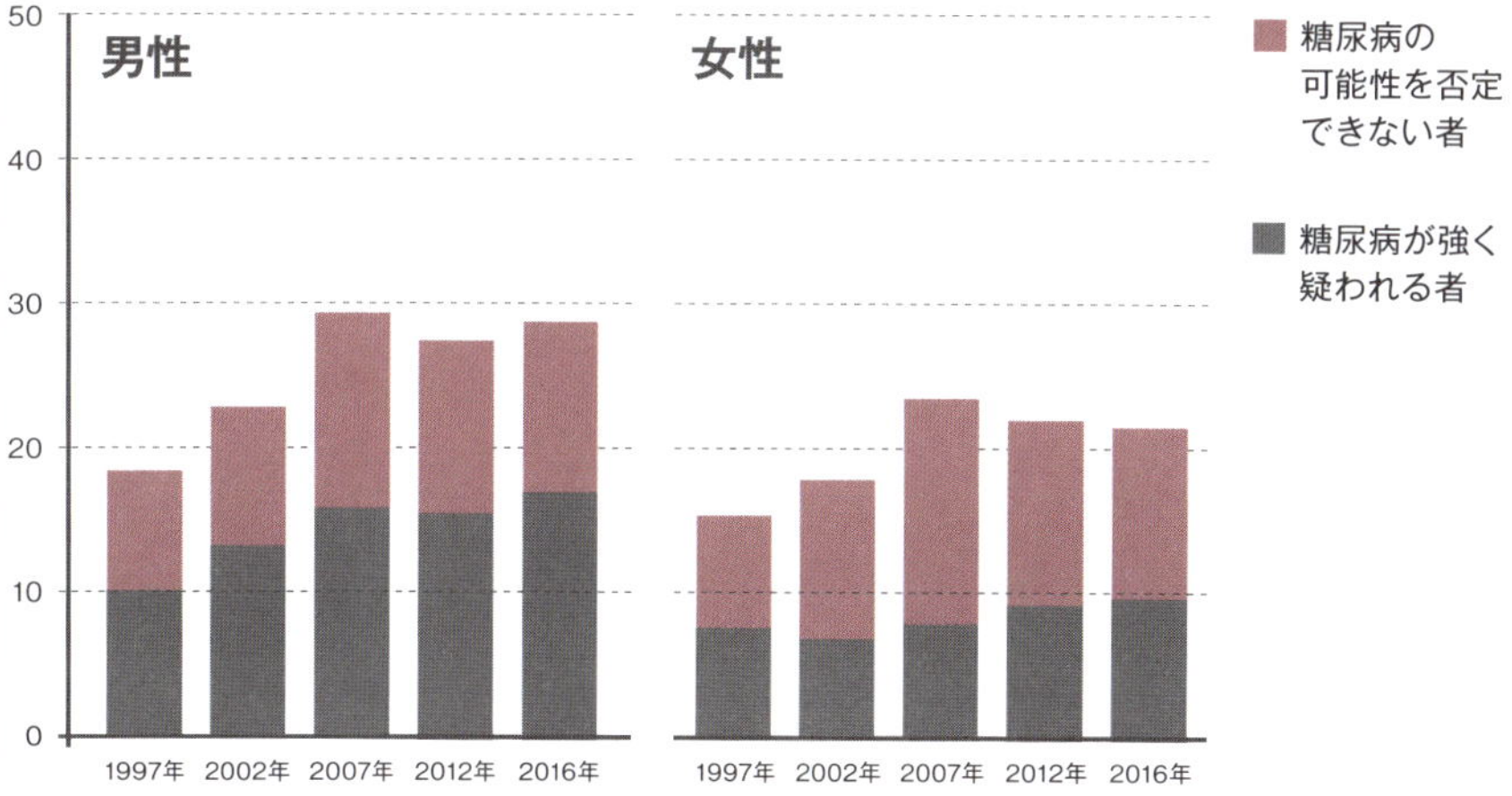

出典：厚生労働省『平成 28 年「国民健康・栄養調査」』

糖尿病増加の原因は食生活の変化

主食　砂糖入りのお菓子　砂糖入りのジュース

貴重で珍しいものだったはずの糖質が、高度経済成長によって生活が豊かになり、大量に生産されるようになったことで、誰もが手軽に摂れる食べ物になりました。これは、人類の歴史上なかったことで、その弊害として糖尿病をはじめとした生活習慣病が生まれています。

長生きにもつながる糖質制限

長寿の秘訣は毎日満腹にならないこと

食事は腹7分目くらいに抑えるほうが長生きする——。にわかには信じがたい話ですが、これはアメリカのアカゲザルを使った長寿に関する実験で明らかになった事実です。いったいこれにはどういった理由があるのでしょうか？

この実験では、通常量の餌を与え満腹状態にしたアカゲザルと餌のカロリーを30％減らすことで飢餓状態にしたアカゲザルとで比較しています。後者のアカゲザルは、カロリーが通常の70％までカットされているわけですから、三大栄養素のタンパク質、脂質、糖質も当然不足することになります。

ここでポイントになるのが糖質です。前述したように、糖質は生命維持に欠かせないエネルギー源となっていますので、**できる限り効率よく、できる限り節約**して使おうとするのが動物の基本システムです。

それが通常の70％しか入ってきませんので、そのシステムが限界まで稼働し、**動物が本来持っている生命力や長寿遺伝子が活性化される**ことで、長生きしたのではないかと考えられます。

つまり、**いつも満腹でいるとかえって長生きしにくい**のです。長寿遺伝子を活性化させるためにも、食事の管理は必要不可欠ということになります。

アメリカで行われたアカゲザルによる実験

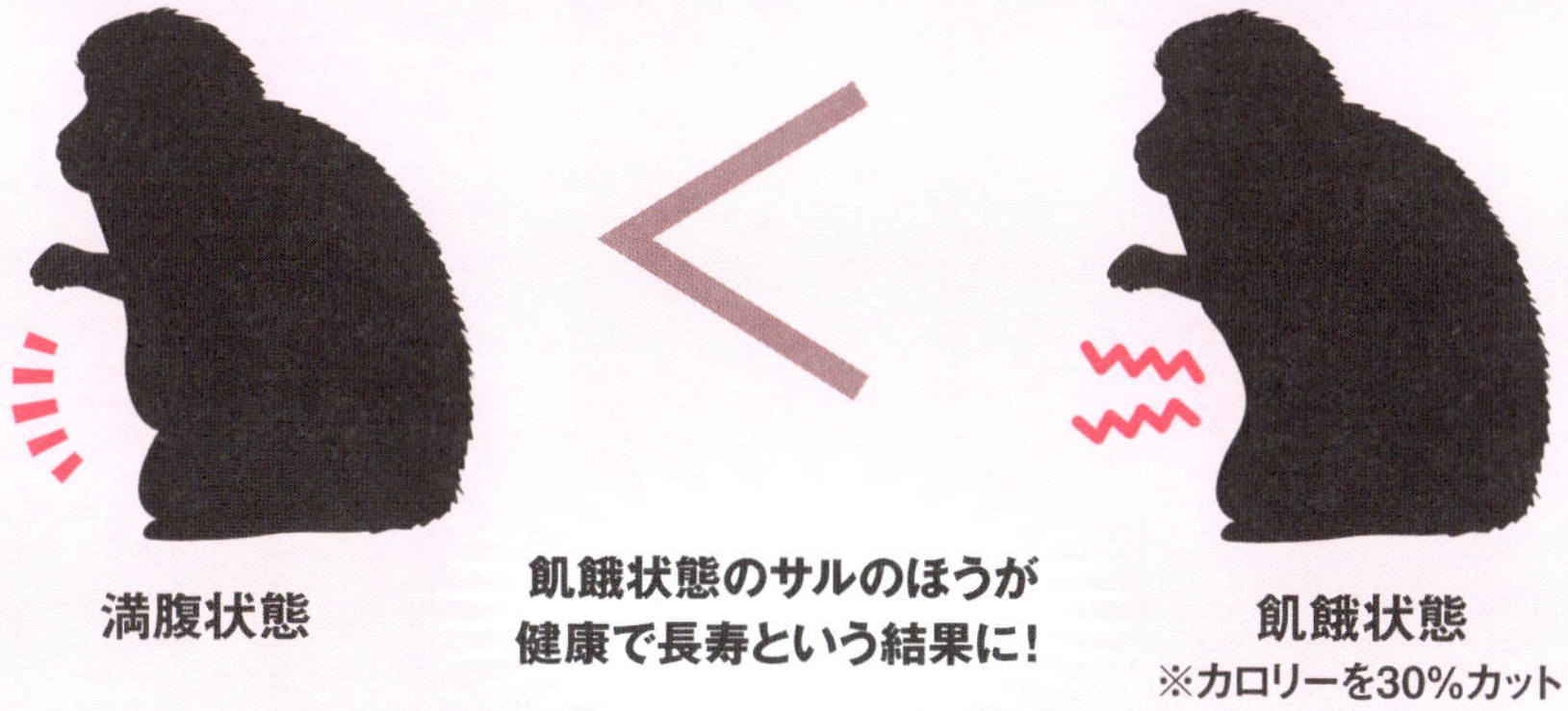
満腹状態
飢餓状態のサルのほうが
健康で長寿という結果に！
飢餓状態
生命の危機を感じないため
長寿遺伝子は活性化しない
人間の生命力がアップ！
※カロリーを30%カット

長生きの秘訣は“腹七分”

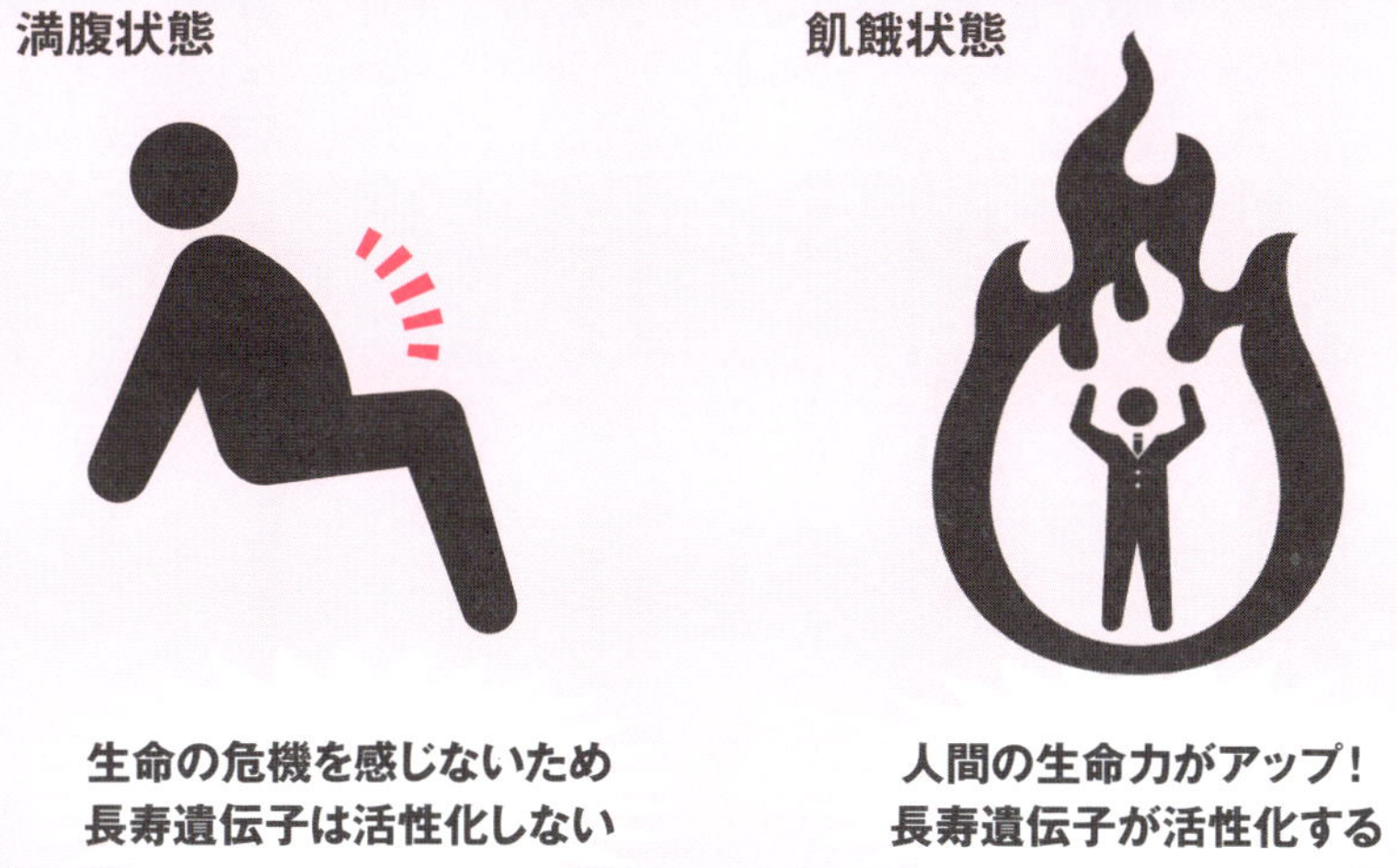

アカゲザルを使った実験の結果、長寿遺伝子が活性化するのは空腹状態であることがわかってきました。これは、生命維持に欠かせない糖質が不足すると、動物は自らの生命を守るために長寿遺伝子を活性化させるためと考えられます。

炭水化物を食べなくても大丈夫な理由

エネルギーは体内で作られる

糖質は体内でブドウ糖となり、身体を動かすエネルギー源となることは、すでに説明した通りです。ということは、糖質を制限してしまったらエネルギー不足になって、身体に悪影響が出てしまうように思われます。

しかし、安心して下さい。人間は飢えた状態でも生き延びられるよう、体内でエネルギーを作り出す機能が備わっていて、**糖質を摂らなくても代わりの方法でエネルギーを得られる**のです。その仕組みについて見ていきましょう。

まず、なんらかの理由で糖質が不足すると、血中を流れるブドウ糖が不足します。すると、肝臓や筋肉の細胞に取り込まれていたグリコーゲンを分解してブドウ糖に戻して血中に放出しエネルギー源とするのです。そして、このグリコーゲンも尽きてしまうと、今度は脂肪細胞に取り込まれた中性脂肪がエネルギーとして使われ、一部はブドウ糖になって血中に戻されます。

この仕組みにより、糖質を摂らなくても、体内でエネルギーを作り出せるのです。そのため、なんらかの理由でまったく食事が摂れなくても、水さえ飲むことができれば、ある程度は生き延びることができます。

脂肪細胞の中性脂肪がエネルギーに変われば、やせていきます。これが糖質を制限することでやせるメカニズムなのです。

血中のブドウ糖が低下すると……

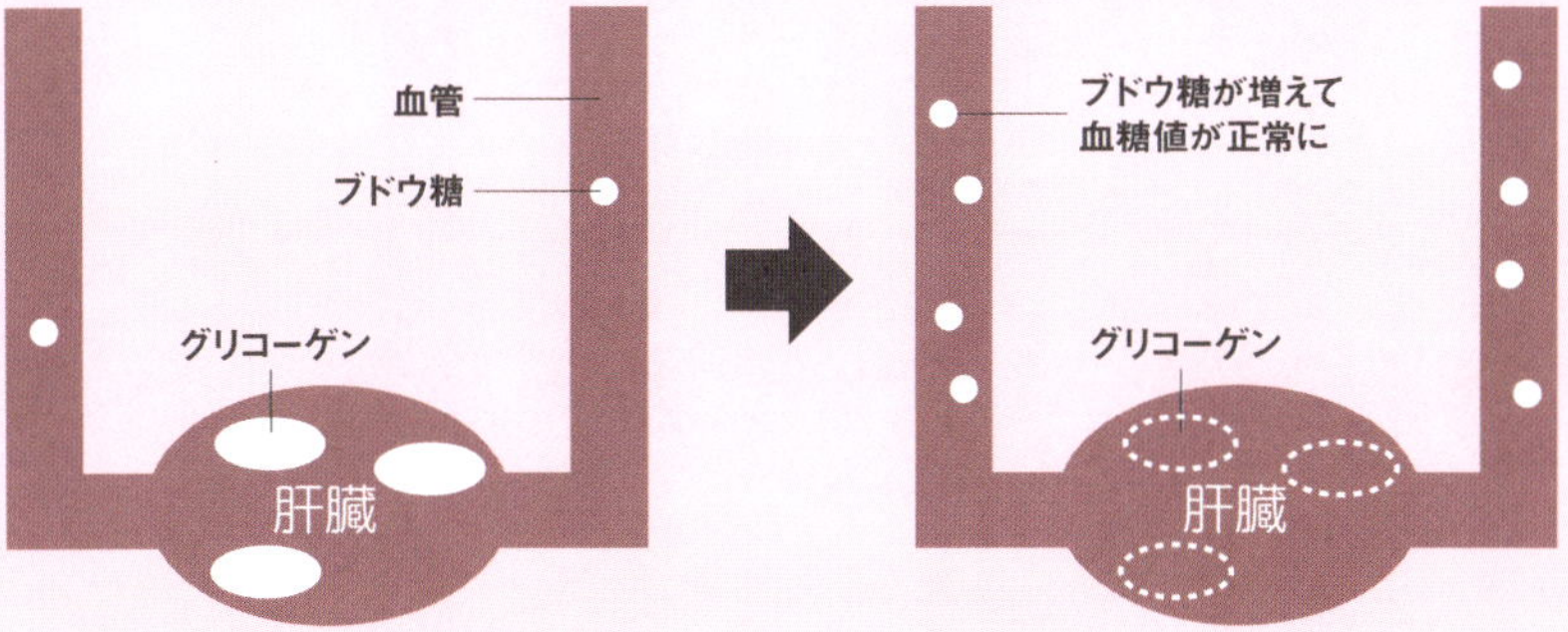

血中のブドウ糖が少なくなってきた……

グリコーゲンを分解して血中にブドウ糖を放出

グリコーゲンも尽きてしまうと……

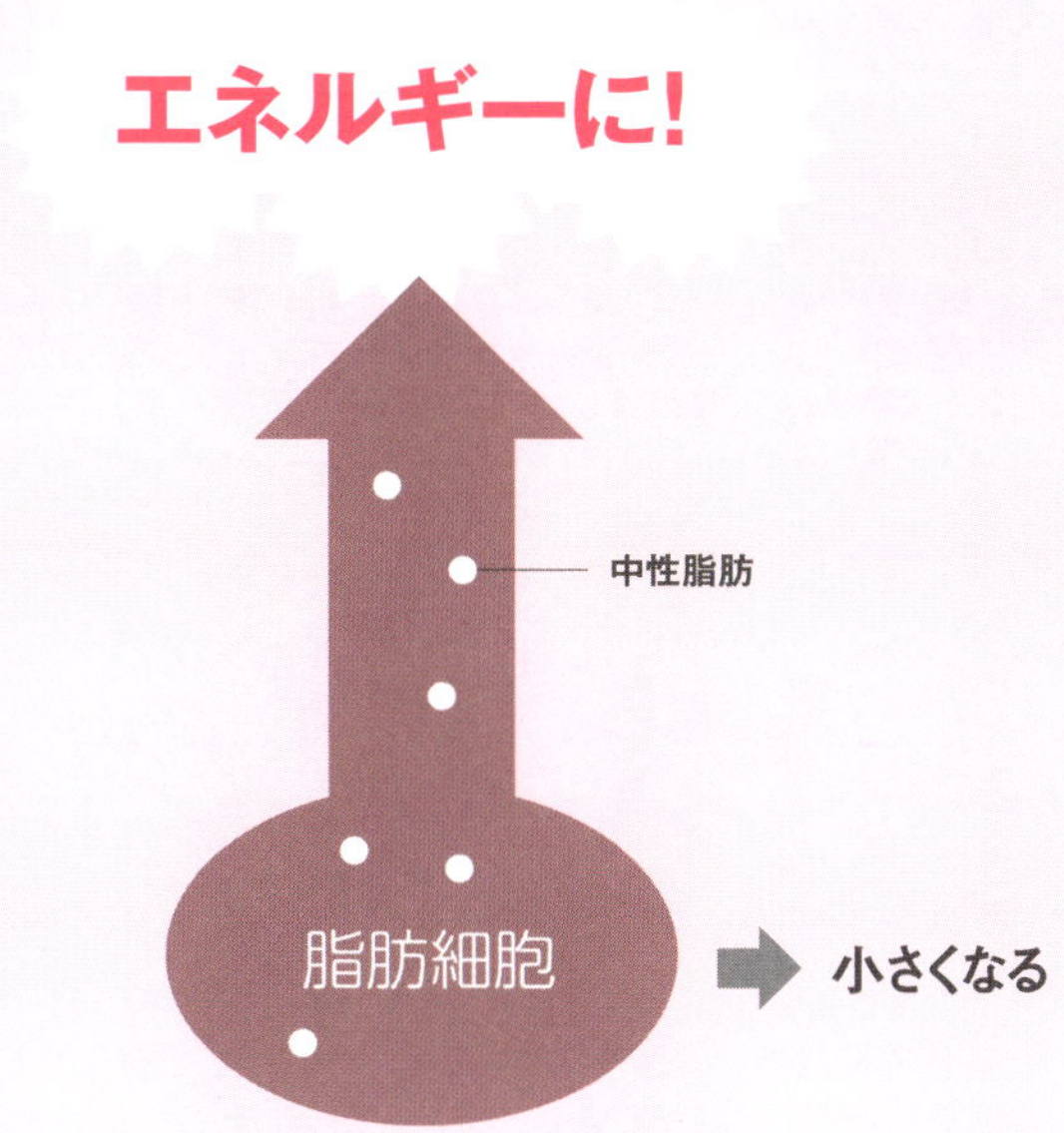

食後の眠気は糖質が原因!?

眠気の原因は低血糖かも

ランチタイムに同僚とたっぷりの食事を食べてしまい、午後の大事な会議で眠くなってしまうという経験をしたことがある方も多いと思います。これは、昼食に糖質をたっぷり摂って上昇した血糖値が、その反動で急激に下がって**低血糖状態になってしまった**ことが原因かもしれません。

食事をすると血中のブドウ糖が増えて血糖値が上がりますが、それを下げるためにすい臓からインスリンという物質が分泌されます。これが血中のブドウ糖を減らすことで、脳へ回っていたブドウ糖が急激に減り、一時的に眠くなってしまうのです。

しっかり睡眠を取っているのに、いつも昼食後に眠くなってしまう場合は、糖質の摂り過ぎが原因かもしれません。そういった方は、昼食は**糖質を抑えたメニューを選び、しっかりとよく噛んでゆっくり食べるように**してみてください。改善する可能性は大いにあるはずです。

どうしても職場の近くにある外食のお店は糖質たっぷりのものばかりという場合は、**コンビニを利用するのがオススメ。**ここならタンパク質たっぷりのサラダチキンや低糖質な具が多くお腹が一杯になるおでんなど、健康的な食事が望めます。ぜひ活用するといいでしょう。

血糖値が上がるとインスリンが分泌される

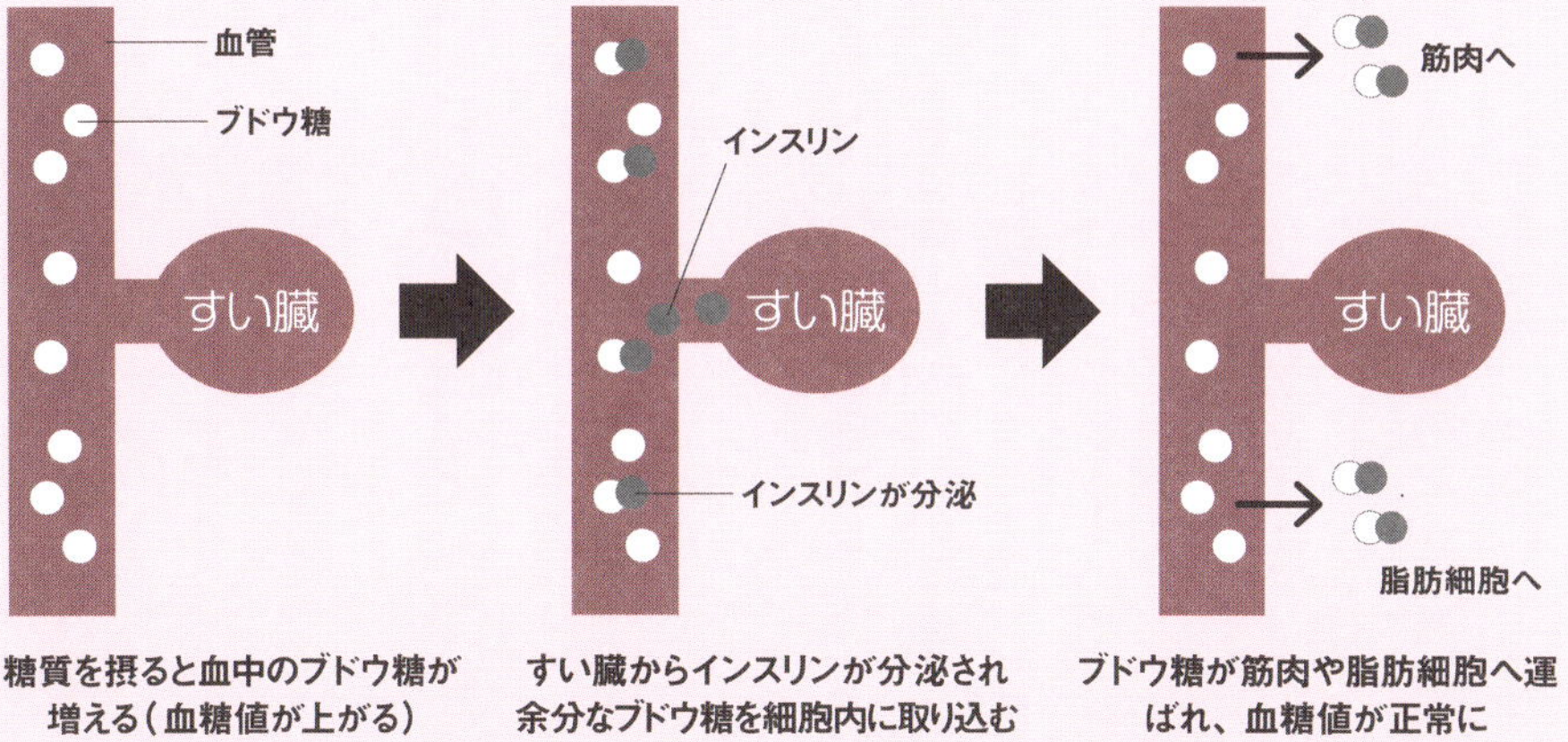

糖質を摂り過ぎると眠くなってしまう

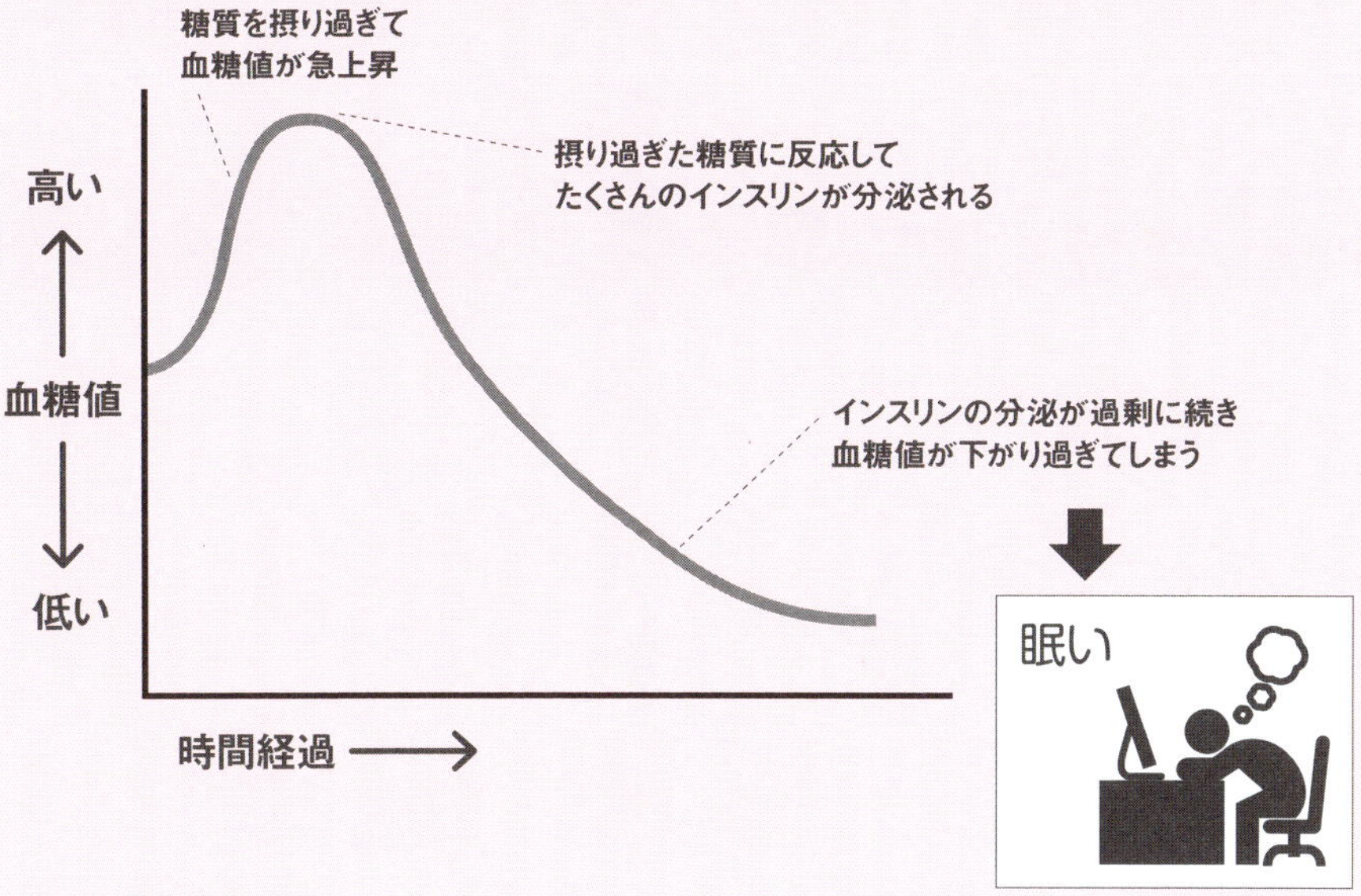

缶コーヒーやジュースは身体を痛めつける毒

水分補給は質のいい水がベスト！

毎朝、会社で缶コーヒーを飲むのが習慣になっているという方はいませんか？　よく見かける光景ですが、缶やペットボトルに入った**「コーヒー飲料」は、大量の砂糖が入っており、害はあっても益はない飲み物なのです。**商品にもよりますが、微糖と銘打った商品でも角砂糖約2個、容量の多いペットボトルの場合はなんと角砂糖10個以上の糖が入っているのです。

また、ビタミンや食物繊維が摂れることで、女性を中心に人気の野菜ジュースですが、果物を多く使っているため、そのぶん糖質も多く含んでいます。「野菜だから身体にいいはず」と考えがちですが、実際はたくさんの糖質を摂ることになるので、**毎朝、必ず飲んでいると肥満や糖尿病の原因に**なってしまいます。

果実ジュースやスムージーにも注意

果物のジュースはさらに糖質が多く、健康に良さそうに思える生絞りジュースは、コップ1杯ぶんを作るためにたくさんの果物を使いますので、さらに注意が必要です。また、一時期ダイエットに効果があると話題となったスムージーも、たっぷりのフルーツなどを加えて飲みやすくしている場合が多く、糖質を摂り過ぎてしまうため、ダイエットをしている方にはオススメできません。

缶コーヒーやジュースは糖質たっぷり!

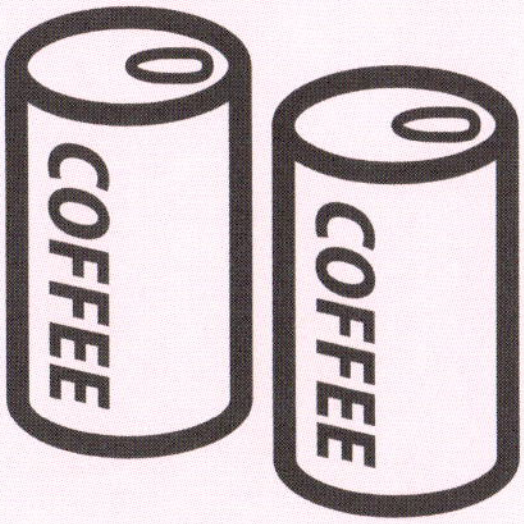

缶コーヒー

微糖タイプでも角砂糖 2 個。容量の多いペットボトルタイプだと角砂糖 10 個以上の糖質が含まれる

野菜ジュース

一般的な紙パック（200ml）の製品で角砂糖 3 個以上の糖質が含まれる。フルーツが多く含まれるタイプはさらに糖質が増える

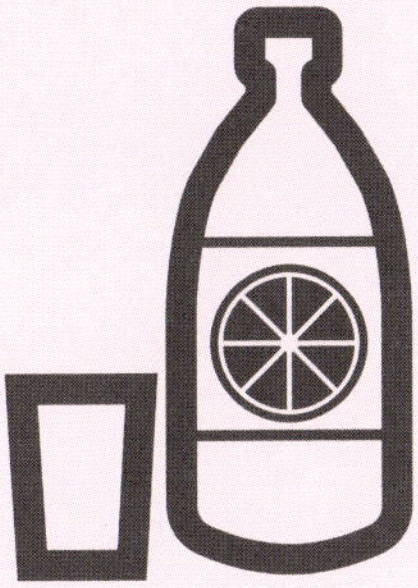

オレンジジュース（フルーツジュース）

果汁 100%の紙パック（200ml）あたり角砂糖 2.5 個以上の糖質が含まれる。果物を絞って作る生搾りのものはたくさん果物が必要なので糖質もアップ

「健康のため」という考えで野菜やフルーツのジュースを毎朝飲んでいると肥満や糖尿病の原因になるので注意!

肥満を加速させる"糖質中毒"状態とは？

糖質には麻薬と同じような依存性あり！

人間は、狩猟採集時代の常に飢えていた記憶から「生きるためにチャンスがあれば糖質を摂る」ということがプログラミングされています。そして、**糖質を摂ると、そのご褒美として幸せを感じる**ようにできています。

具体的には、糖質を摂って血糖値が上昇するとドーパミンやセロトニンが放出され、脳が快楽を得てハイな気分になるのです。この快楽を得るところを「至福点」と呼んでいます。

この脳の快楽が大変危険で、身体が糖質を必要としていない状態でも快楽を得るために糖質を摂ってしまうようになっていくのです。これを「糖質中毒」といい、食べ過ぎや肥満の大きな原因となっています。

この糖質中毒が怖いのは、意思の問題ではなくなってしまうところです。**脳が快楽を得るために「糖質を摂れ」と指令を出してしまう**のですから、止めようがありません。

とくに急激に血糖値が上昇するものは要注意！　急激に上昇した血糖値を下げるため、大量のインスリンが放出され、血糖値が急激に下がって眠気やイライラなどの不快な症状に襲われます。すると、血糖値を上げるために糖質が欲しくなり……と、まさに中毒状態になってしまいます。つまり、糖質は覚せい剤などの麻薬と同じような依存性がある物質と言えます。

糖質中毒が起きる仕組み

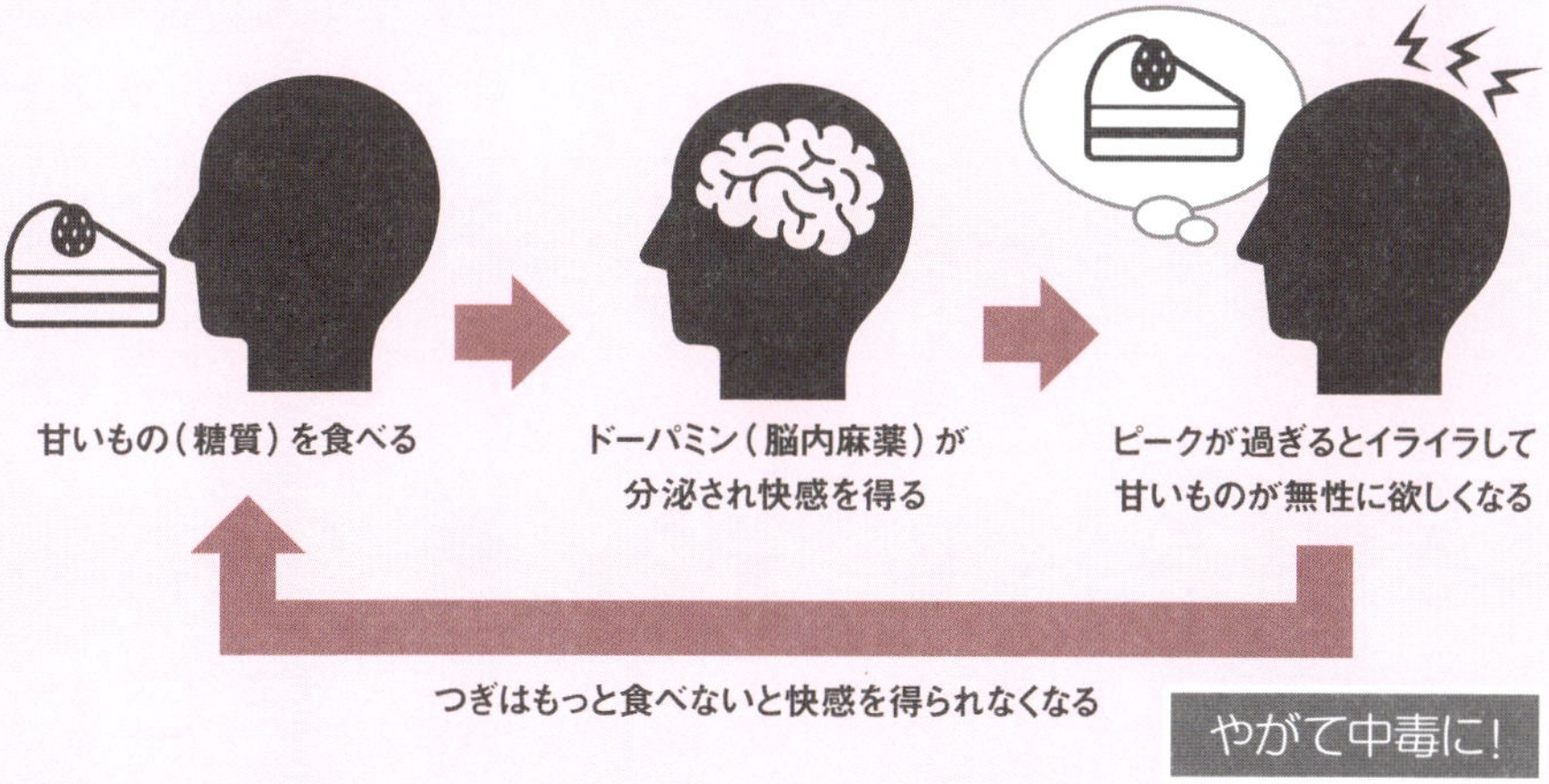

糖質中毒時の血糖値の動き

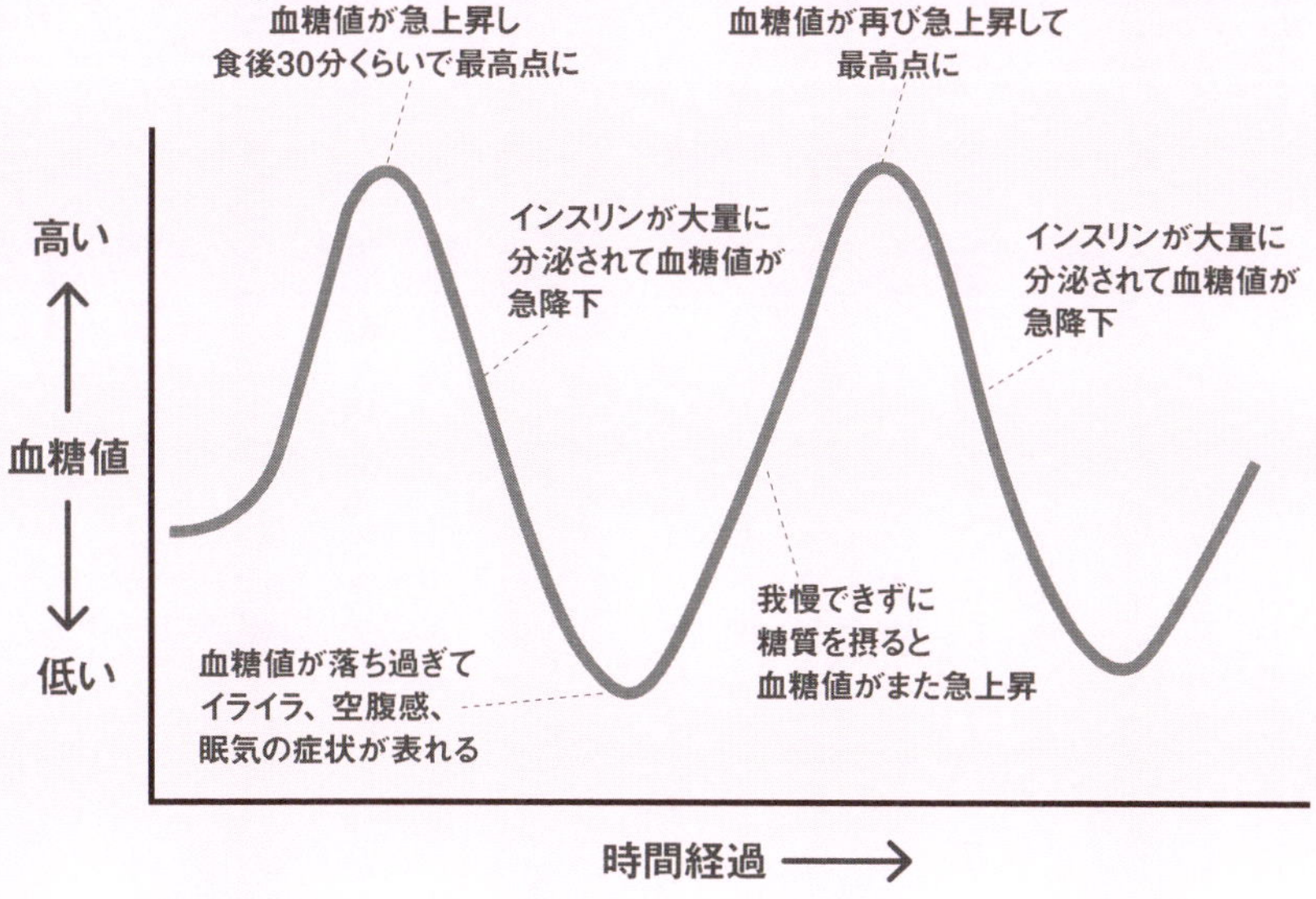

年齢より老けて見えるのは〝AGE〟のせい

全身を壊す人類最大の敵

老化の原因としては有名な「酸化」。皮をむいたリンゴの表面が茶色く変色するのと同じように、**酸素によって細胞が錆びたような状態**になってしまう現象です。

そして、もうひとつ老化の原因となる現象があります。タンパク質がブドウ糖と結びついて劣化する「糖化」という反応で、焦げたような状態です。この反応で生み出されるのが、AGE（Advanced Glycation End Products）であり、「終末糖化産物」と訳されています。

このAGEは、いちど生成されるとなかなか体外へ排出されない厄介な物質で、しかも、身体のさまざまな組織を壊して老化の原因となる非常にタチの悪い物質なのです。とくに、血管、腎臓、筋肉、コラーゲンに大きな害を与え、高血圧や心筋梗塞、脳卒中、骨粗鬆症、アルツハイマー、がんなどの重大な疾患とも関わりがあり、皮膚のシワやシミといった老化現象まで、とにかくさまざまな悪影響を与えているのです。

AGEを溜めないためには、糖質の摂り過ぎを避け、余分な糖質をなくすことが何より大事です。また、AGEを含む食品を食べることでも蓄積されていきますので注意が必要です。

酸素もブドウ糖も生命を維持するために絶対に必要なものですが、日々の食事内容が老化現象の原因にもなっているのです。

AGEが発生する仕組みと影響

AGE（Advanced Glycation End Products）は終末糖化産物とも呼ばれる。年齢とともに自然に増えていきますが、糖質を摂り過ぎると加速度的に増えてしまいます。

体内でAGEが生成される

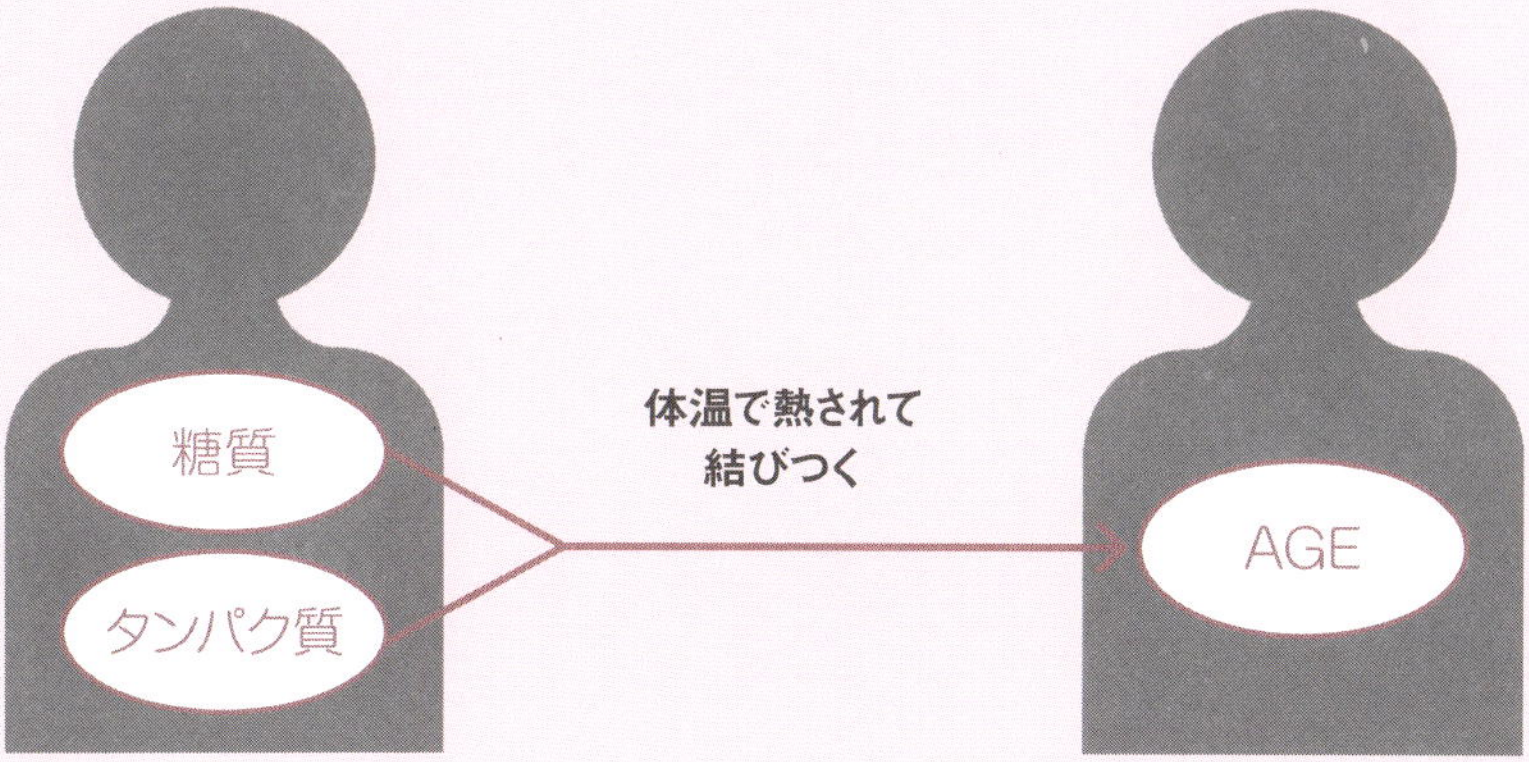

体外から取り込まれる

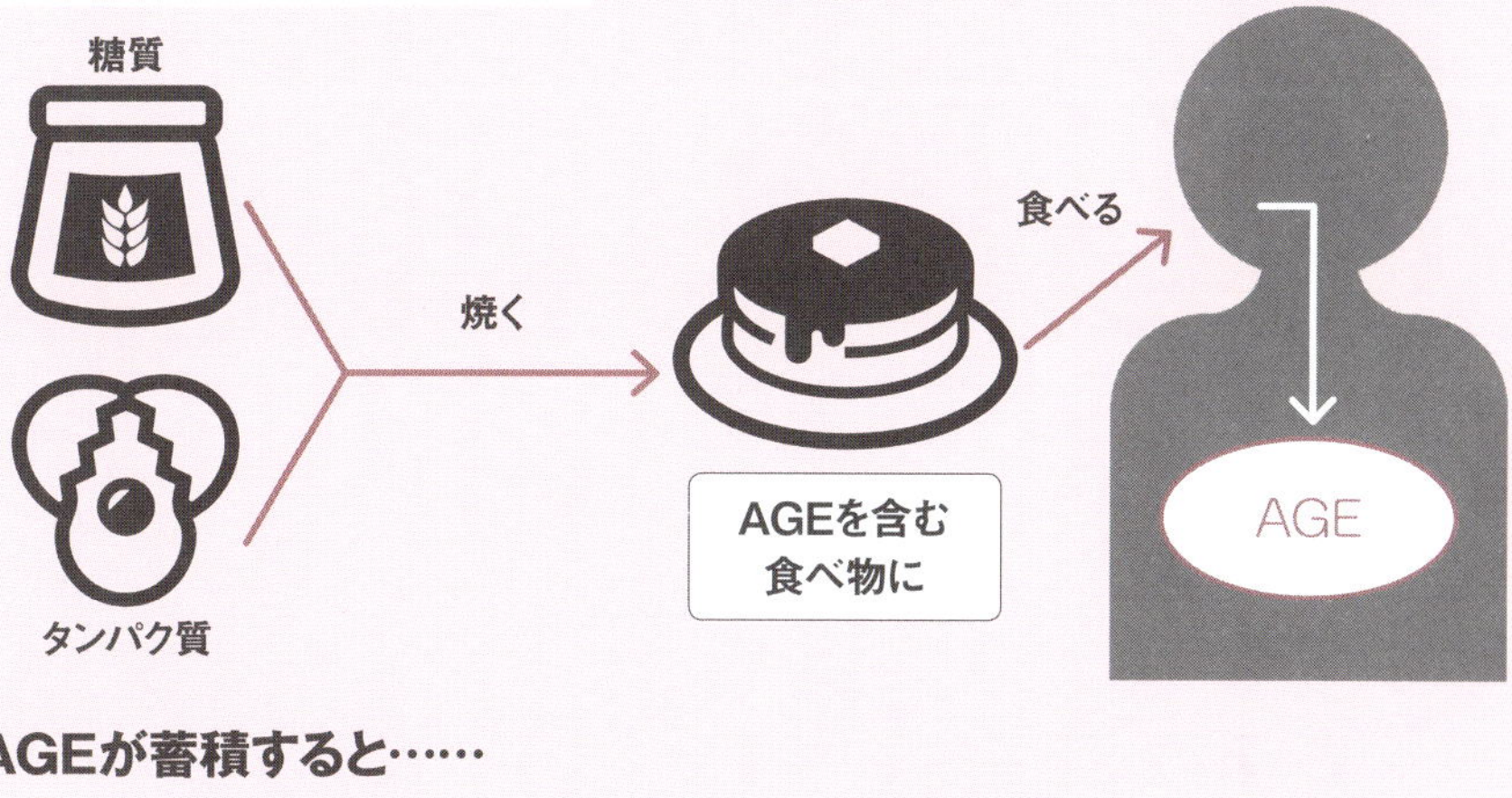

AGEが蓄積すると……

皮膚に蓄積すると……シミ、シワ
腎臓に蓄積すると……腎症
血管に蓄積すると……動脈硬化
骨に蓄積すると………骨粗鬆症

そのほか、**脳梗塞、心筋梗塞、糖尿病、アルツハイマー、ガン**などにも影響

老化につながる食品はこれだ！

高温で調理するほど増加するAGE

老化の原因となるAGE（30ページ参照）は、いったいどんな食品に多く含まれるのでしょうか？　一番わかりやすいのは、糖質の多い食品が焼かれてこんがり焦げたもの、たとえばパンケーキやワッフルなどです。また、食パンの白い部分と耳を比較すると焦げた耳のほうが多くなっていますし、食パンをトーストすると白い部分のAGEが大幅に増加します。

このように、**同じ食品でも調理法によってAGEの含有量は変わります。**基本的に「生」が一番少なく「茹でる」「蒸す」「焼く」「揚げる」の順に増えていきます。**高温で調理すればするほどAGEが増える**と覚えておきましょう。

こう考えると、私たちはAGEが含まれた食品に囲まれて暮らしていることがわかります。それでは、食品から摂取したAGEは、どれくらい体内に残るのでしょうか？　AGEのほとんどは消化時に分解されますが、おおよそ10％が体内に吸収され、そのうち0・6％から0・7％が長期間にわたって体内に残ると考えられます。

微々たる量に感じるかもしれませんが、AGEはなかなか体外へ排出されないうえ、毎日3食ずつ食べるわけですから、どんどん蓄積されることを忘れてはなりません。同じ食材でも、なるべく自分で調理して、**焦げの少ない調理法を選択する**ように心がけましょう。

AGEの多い食品

糖質の多い食品をこんがり焼いたり揚げたりした食べ物

POTATO
ワッフル
パンケーキ
ポテトチップス
フライドポテト

高温で調理した食べ物

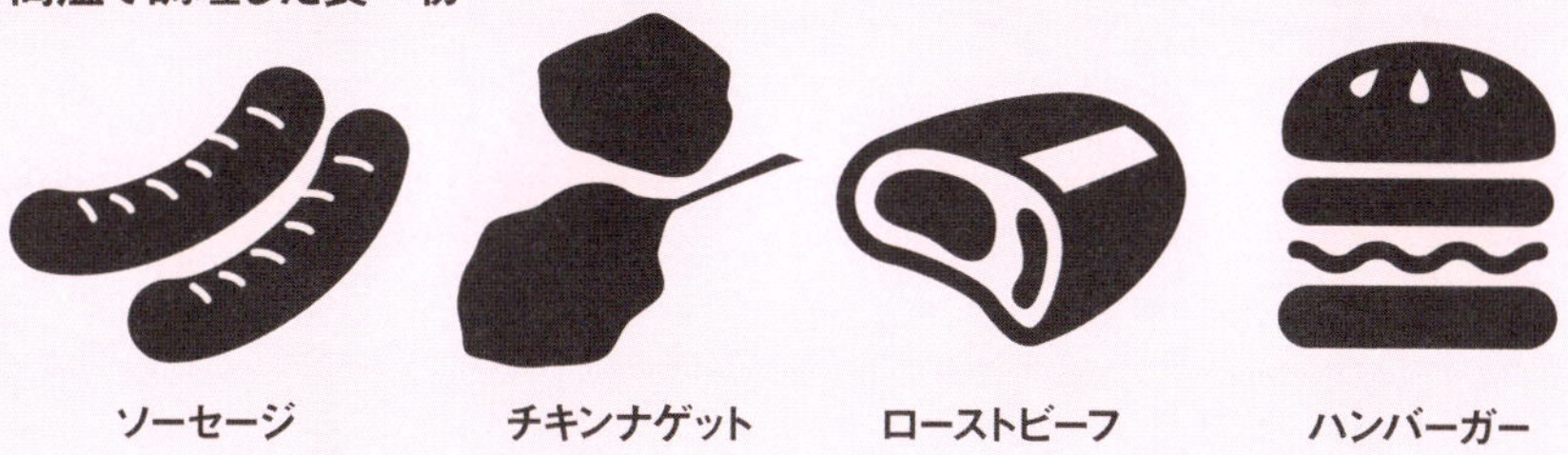

同じ食品でも調理方法でAGE含有量は変化

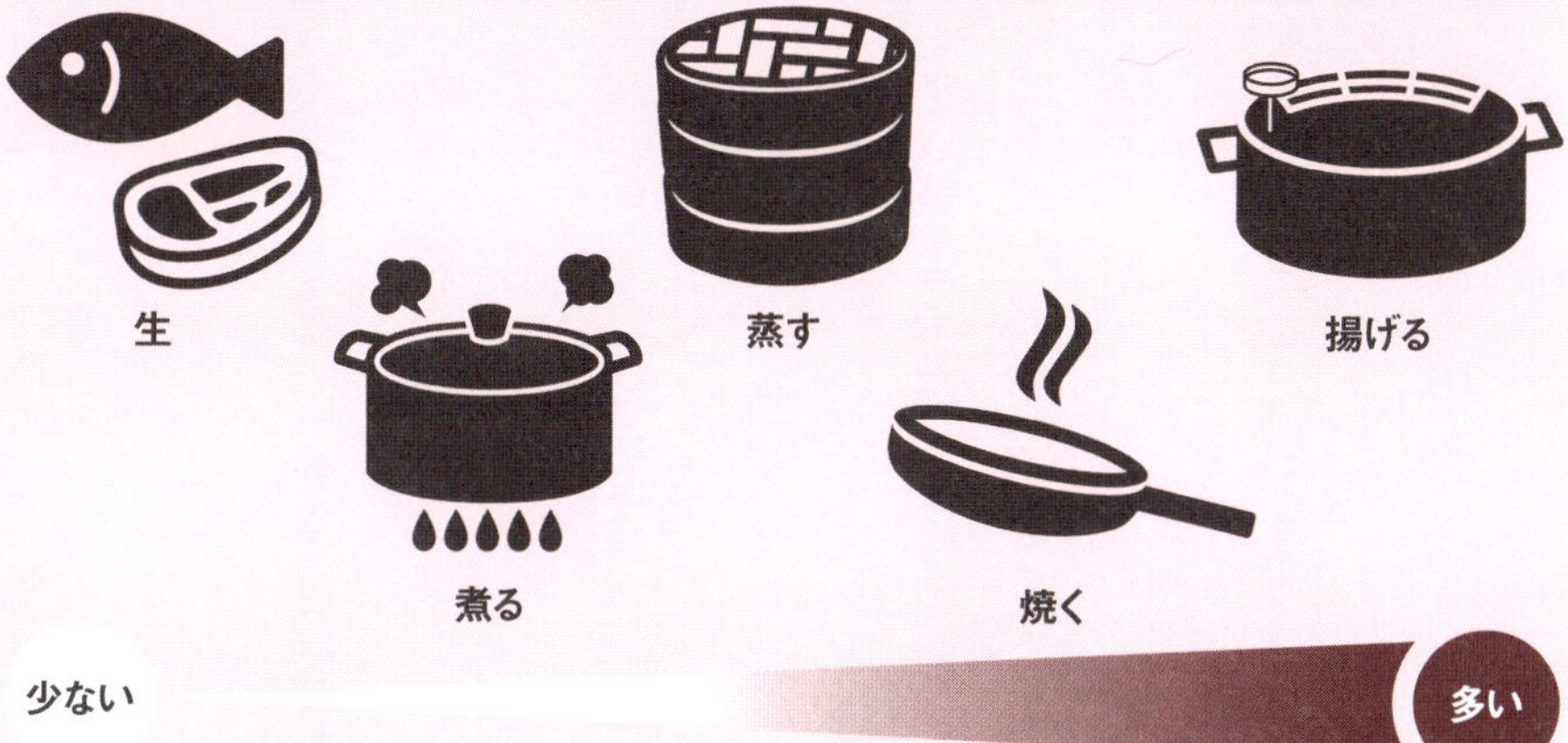
生
煮る
蒸す
焼く
揚げる
少ない
多い

高温で調理すればするほどAGEが増加!

「糖分を摂らないと脳が働かなくなる」は〝ウソ〟

脳のエネルギーは糖質だけではない

「頭を働かせるためには糖分が必要だ」と考え、甘いものを食べている人がよくいますが、それは間違いです。確かに脳だけでなく身体のエネルギーとなるのはブドウ糖です。しかし、人間にはブドウ糖が不足すると脂肪をエネルギーとして使う機能が備わっていて、その際にできる〝ケトン体〟という物質も脳のエネルギーとして利用できるのです。

つまり、**ブドウ糖とケトン体という2つのエネルギー源がある以上、脳の栄養が枯渇することは普通に生きている限りありません。**人間にとって糖質は貴重な栄養素なので、食べると幸せを感じるメカニズムになっていますが、ここで欲求を満たすために甘いものを食べたり飲んだりしたらかえって糖質過多で血糖値が上下して頭の働きが鈍くなったりすることもあり、逆にパフォーマンスを落としかねません。

甘いものを食べると頭がスッキリしたと感じる人もいるかもしれませんが、それは**急激に血糖値が上がってドーパミンやセロトニンが分泌され、〝ハイ〟な状態になっているだけ。**その後にすぐ低血糖に陥り、また甘いものが欲しくなる負のスパイラルに陥る可能性があります。とくに血糖値が短時間で上がりやすい液体の糖質には要注意。安易に甘いものを摂らず、血糖値を正常に保つように心がけてください。

ブドウ糖が足りなくなるとケトン体ができる

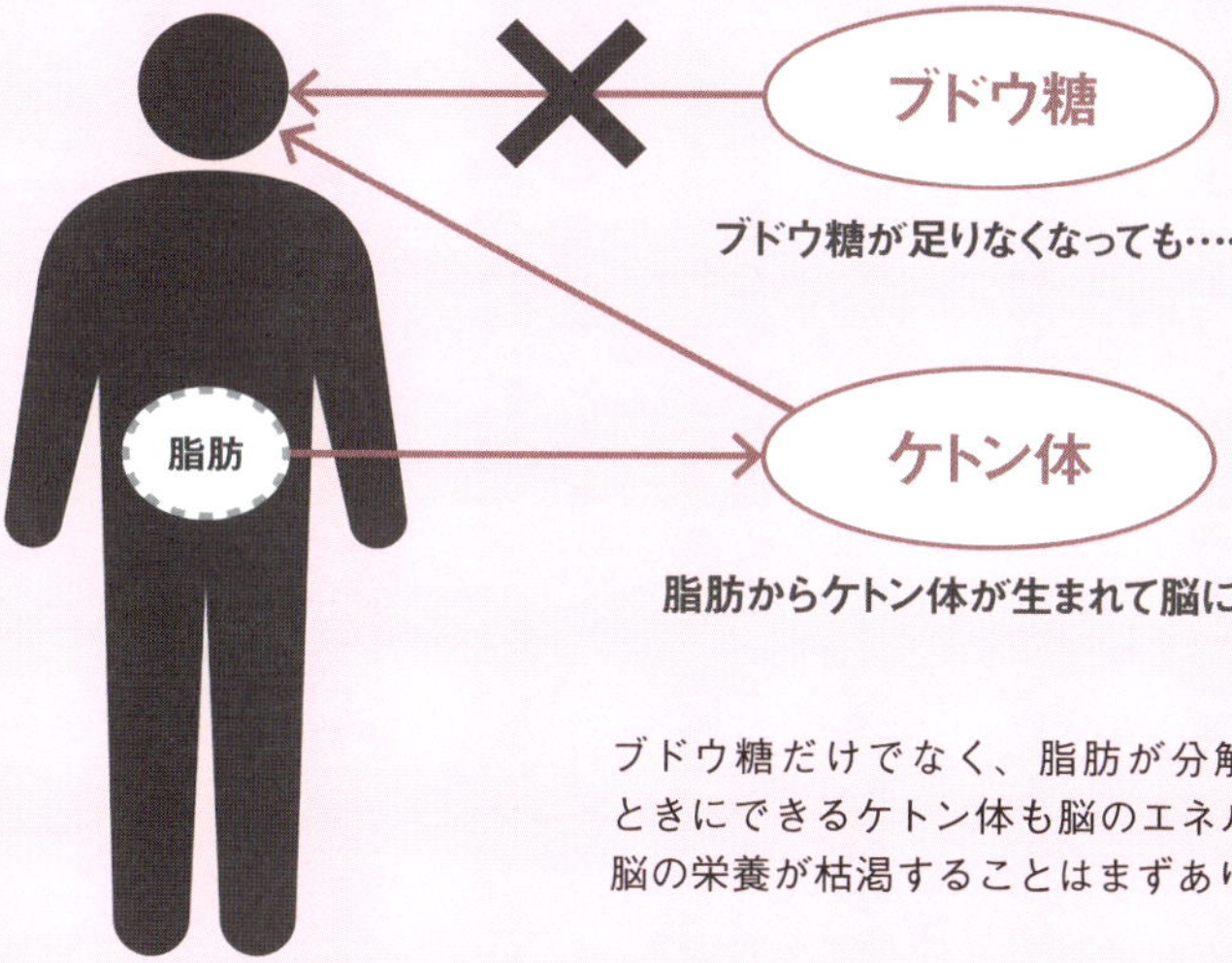

ブドウ糖だけでなく、脂肪が分解される
ときにできるケトン体も脳のエネルギーに。
脳の栄養が枯渇することはまずありません。

血糖値の上下が激しい人と平均している人の違い

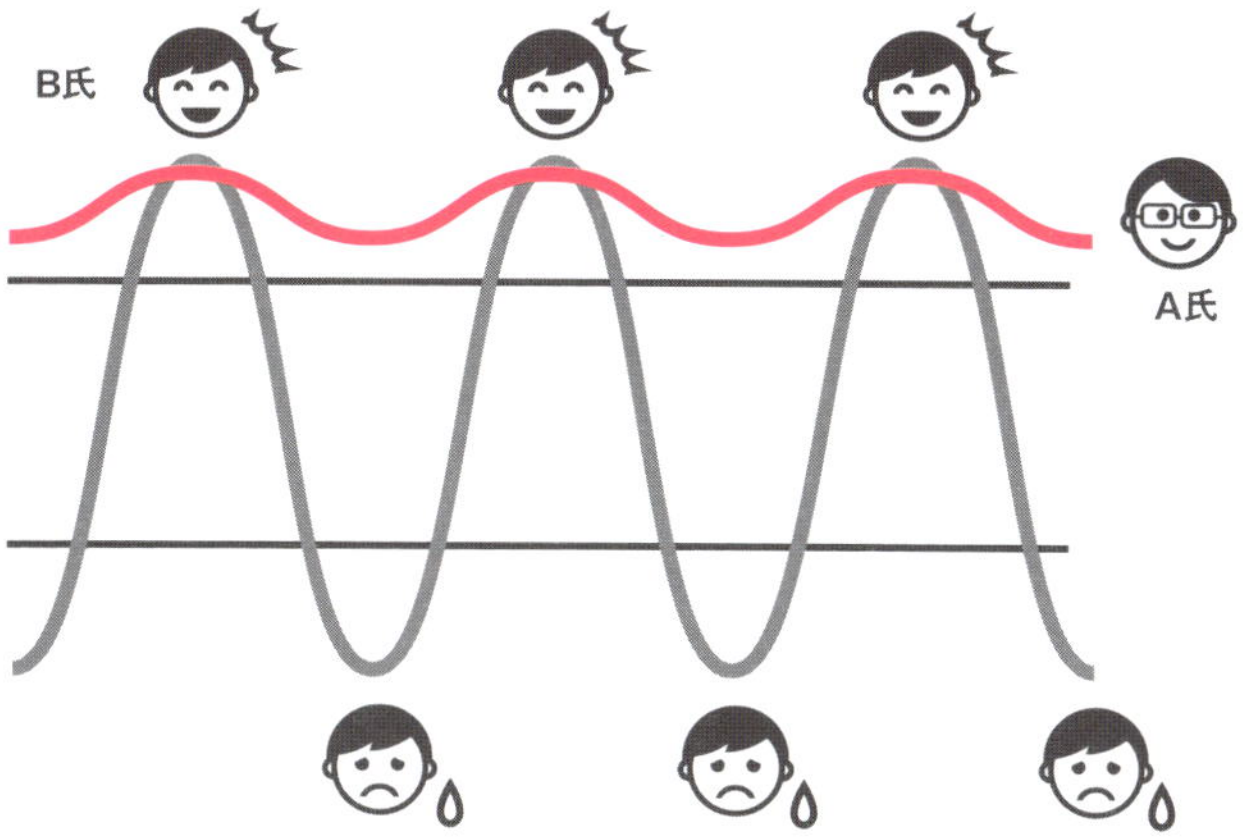

血糖値が激しく上下するB氏より、血糖値を一定に保つA氏のほうが脳のパフォーマンスは高くなります。

エネルギー源ATPが生まれるメカニズム

糖質からエネルギーを得る仕組み

ここでは身体を動かすエネルギーがどうやって生まれるのか、その仕組みについてご紹介します。

私たちが食事で糖質を摂ると、それは体内でブドウ糖に分解され、酸素と反応することで、水と二酸化炭素と〝ATP〟(アデノシン三リン酸)という物質を生成。これが身体を動かすエネルギー源となります。つまり、生きるために糖質は貴重なエネルギー源ということが人間にはプログラミングされており、そのため、**私たちの身体は糖質を欲しがるようにできている**のです。食料が不足していた頃の医学者は「砂糖こそ万能薬である」と言っていたほど、すぐにエネルギーになる砂糖は貴重な存在でした。

しかし**現在は豊かな時代になり、糖質を含む食べ物が身の回りに溢れるようになり**ました。それを欲しいままに食べてしまうと、**余分な糖質が体脂肪として蓄えられて肥満が進んでしまう**のです。

一方、糖質制限を行なうとブドウ糖が不足することになり、その足りない分はグリコーゲンや脂肪を使って補います。グリコーゲンはブドウ糖に戻って使われるのに対し、**脂肪は〝β酸化〟という作用によって直接エネルギーとして燃やすことができます。**これにより脂肪を消費してやせられるわけです。

ブドウ糖と酸素からATPが作られる

基本的な仕組み

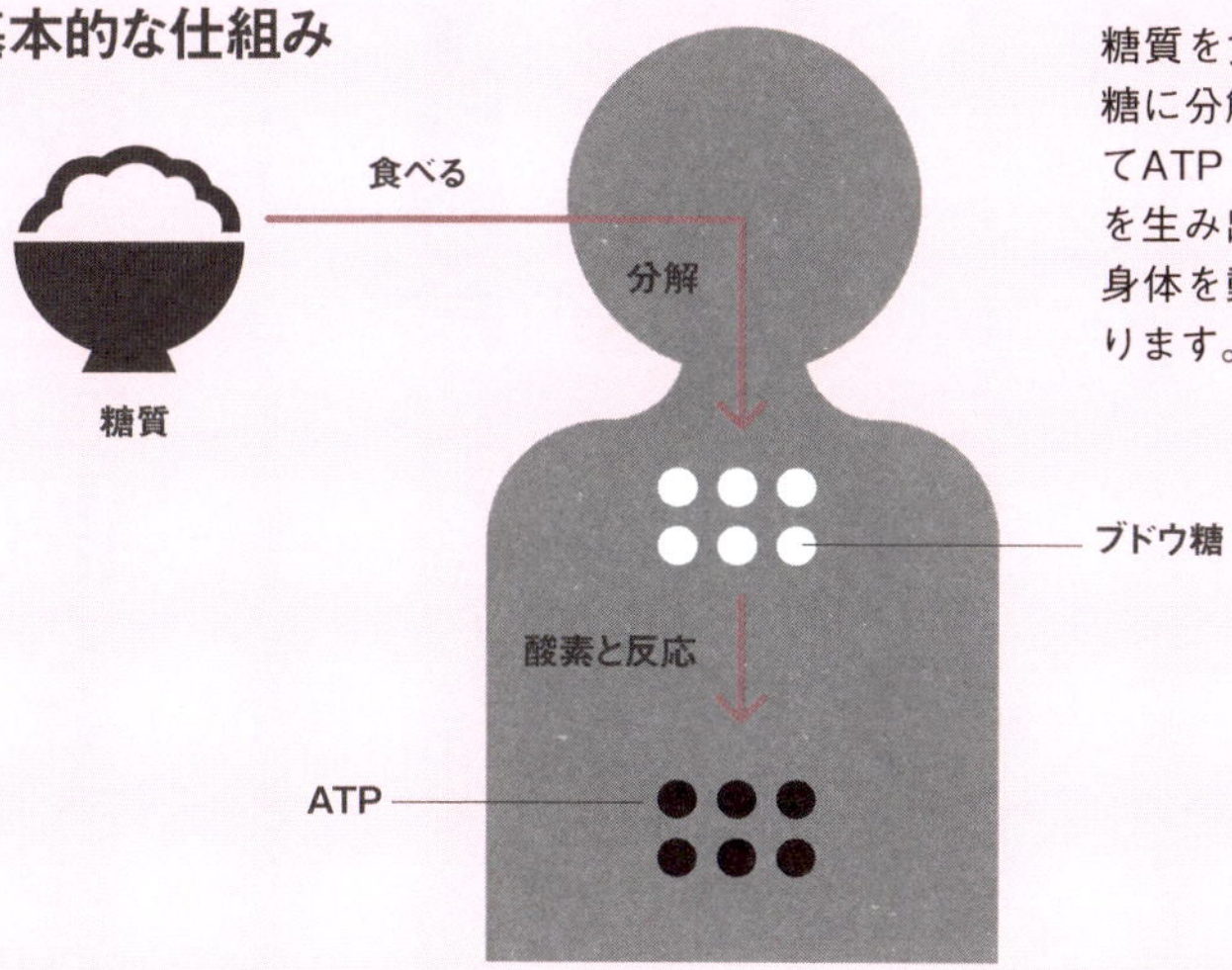

糖質を食べると体内でブドウ糖に分解され、酸素と反応してATP（アデノ酸三リン酸）を生み出します。このATPが身体を動かすエネルギーになります。

糖質過多になると……

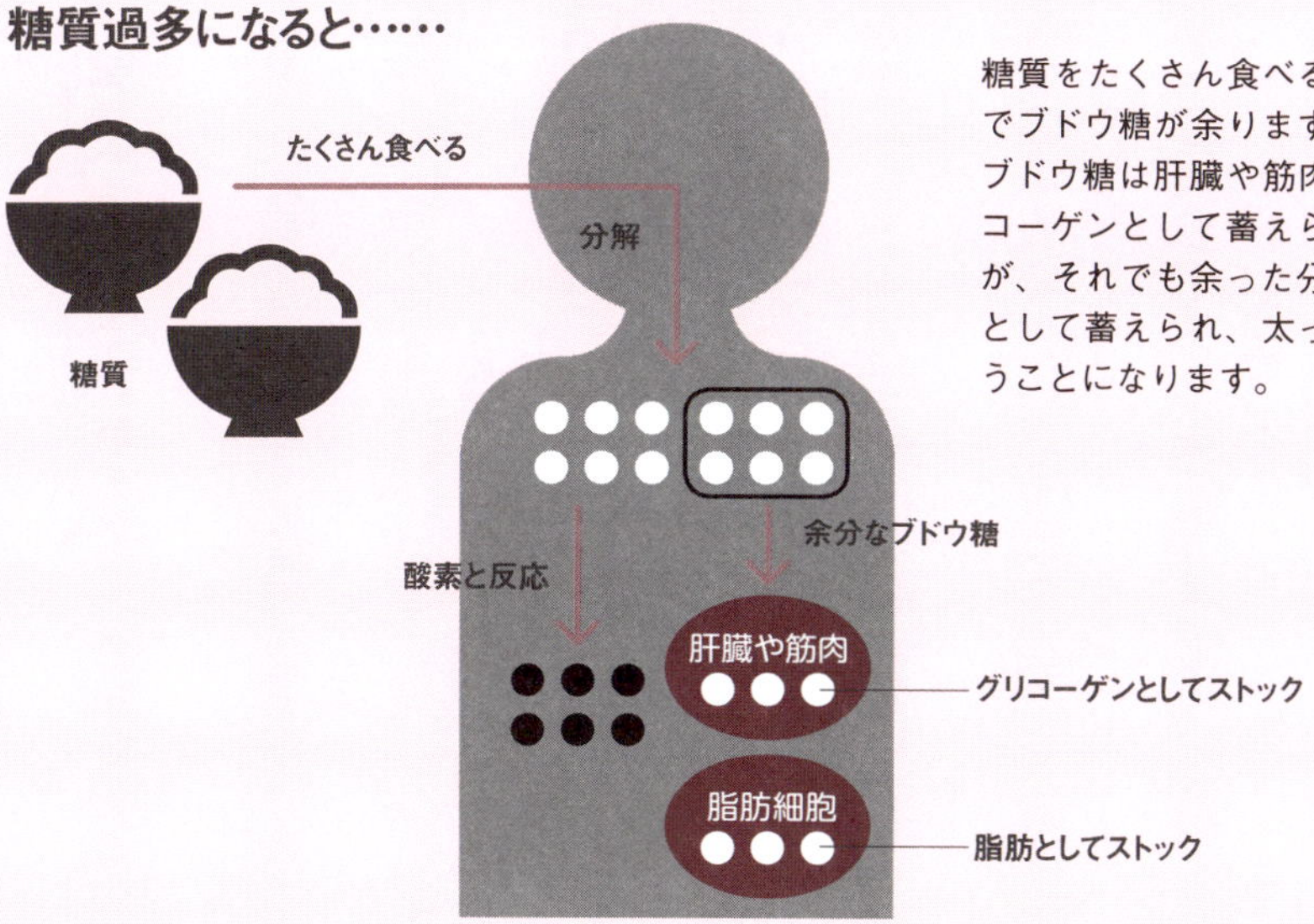

糖質をたくさん食べると体内でブドウ糖が余ります。そのブドウ糖は肝臓や筋肉にグリコーゲンとして蓄えられますが、それでも余った分は脂肪として蓄えられ、太ってしまうことになります。

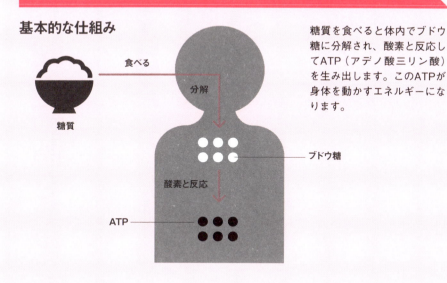

腸内細菌を悪化させるストレス

ストレスも高血糖の原因に

血糖値を上げる要因として、**ストレスも意外に無視できない存在**です。現在社会では日々さまざまなストレスを受けますが、ストレスを溜め込むと身体にいろいろ悪影響が出てきます。

まず私たちはストレスを感じたとき、アドレナリンが分泌されて興奮状態になります。これ自体は一時的なものなのでとくに問題はありませんが、そういったストレスを長く引きずっていると、アドレナリンに代わってコルチゾールという副腎皮質ホルモンが出ます。ストレスが過剰に加わると次第に**免疫力が低下して、さまざまな病気にかかりやすくなってしまいます。**

さらにストレスは血糖値まで高めてしまうこともわかっています。血糖値が上がれば肥満につながりますから、**ストレスは肥満や糖尿病の原因にもなっている**といえます。

また、ストレスは腸内環境を悪くすることも知られます。腸内には1000種類を超える細菌が存在し、その中の善玉菌と悪玉菌のバランスが様々な病気に影響しますが、ストレスを受けると悪玉菌が増えてしまうのです。それに加え、左ページで紹介する〝リーキーガットシンドローム〟を引き起こすことも。これは腸粘膜に小さな穴が空いて老廃物の毒素を体内に取り込んでしまう症状です。ストレスを溜め込むとこうしたデメリットがあるので、早めに解消しましょう。

ストレスとコルチゾール

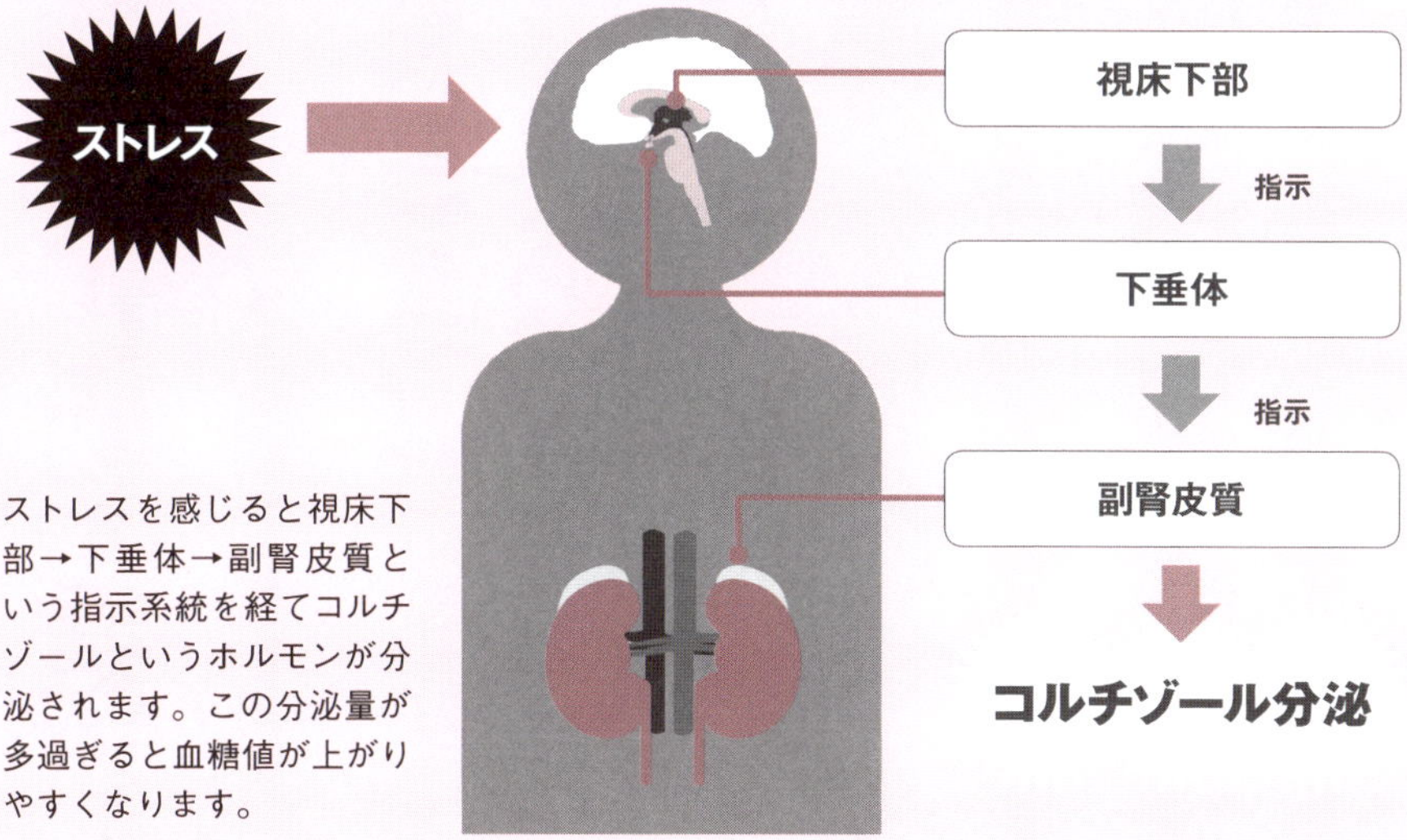

ストレスを感じると視床下部→下垂体→副腎皮質という指示系統を経てコルチゾールというホルモンが分泌されます。この分泌量が多過ぎると血糖値が上がりやすくなります。

リッキーガットシンドロームとは？

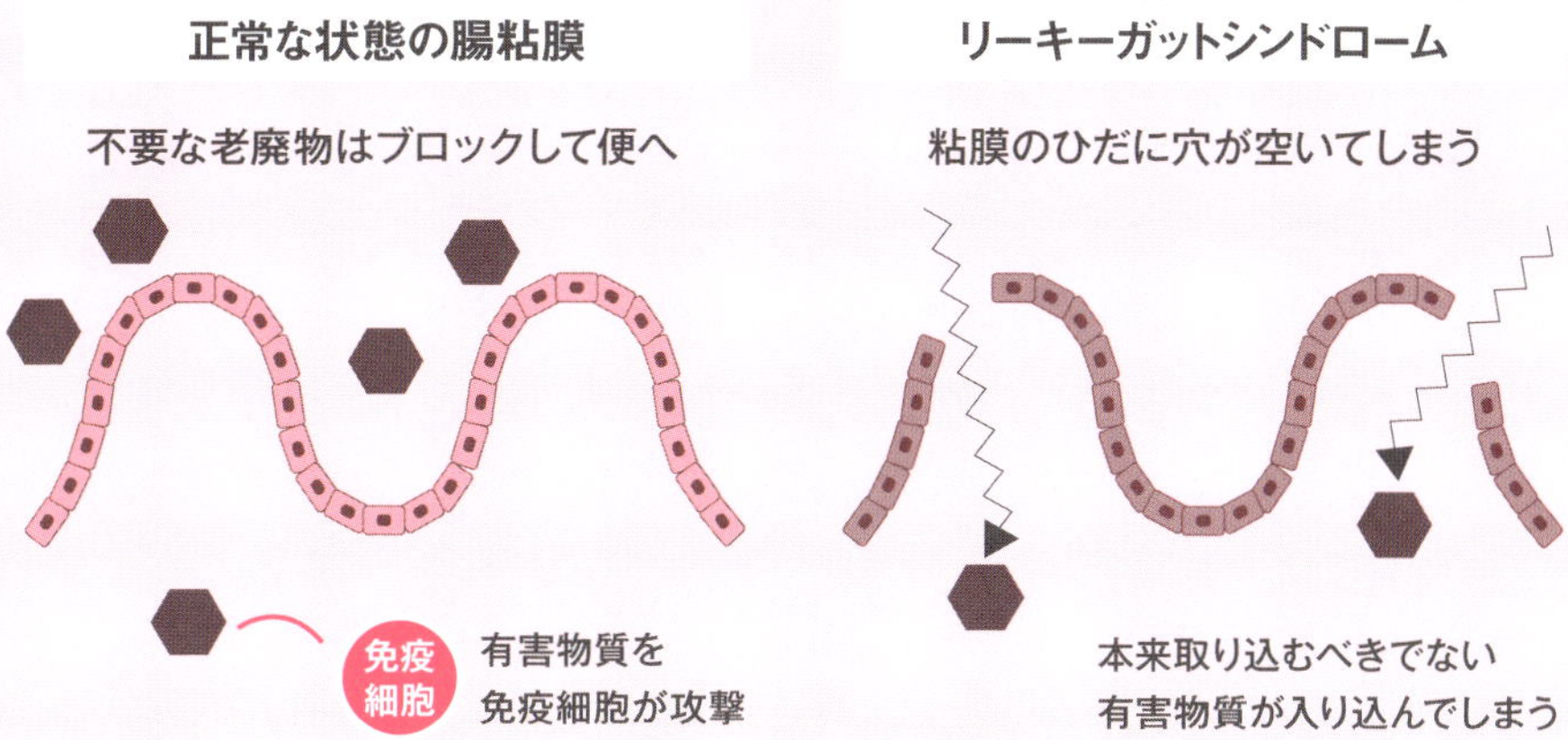

腸内細菌のバランスが崩れたときに起きる症状のひとつ。腸膜に穴が空いて有害物質を取り込んでしまい、クローン病や食物アレルギー、リウマチなどを引き起こします。

炭水化物を選ぶときの注意点

糖質という点では大きな差はない

ひと言で炭水化物といってもさまざまな食品があります。日本人が普段よく食べる白米のごはんや食パン、うどんなどの白くて〝精製された炭水化物〟。また、玄米や雑穀米などの黒っぽい〝精製されていない炭水化物〟。左ページにその代表的なものをまとめました。

白い炭水化物は味や見た目をよくするために精製された食品が多いです。これに対して黒い炭水化物は人の手があまり加わっていないので、**ビタミン・ミネラル・食物繊維などの栄養素が精製されたものより多く残っています。**

この2者は、どちらも量が同じなら糖質の摂取量は同じであり、**血糖値の観点では大差はありません。**

なお、パンに関しては少し注意が必要となります。パンは製造過程で砂糖や添加物などが加えられることも多く、発酵で必要なイースト菌をよく働かせるためのために使われる「イーストフード」には発がん性があるらしいと指摘されています。糖質の問題よりもこうした**添加物の点で、普通に売られているパンはあまりおすすめできません。**パンを食べるなら、添加物を使わず、天然酵母で発酵させた全粒粉パンがオススメ。変に日持ちするようなものは避けたほうが無難です。

精製された糖質と未精製の糖質

精製された糖質　　未精製の糖質

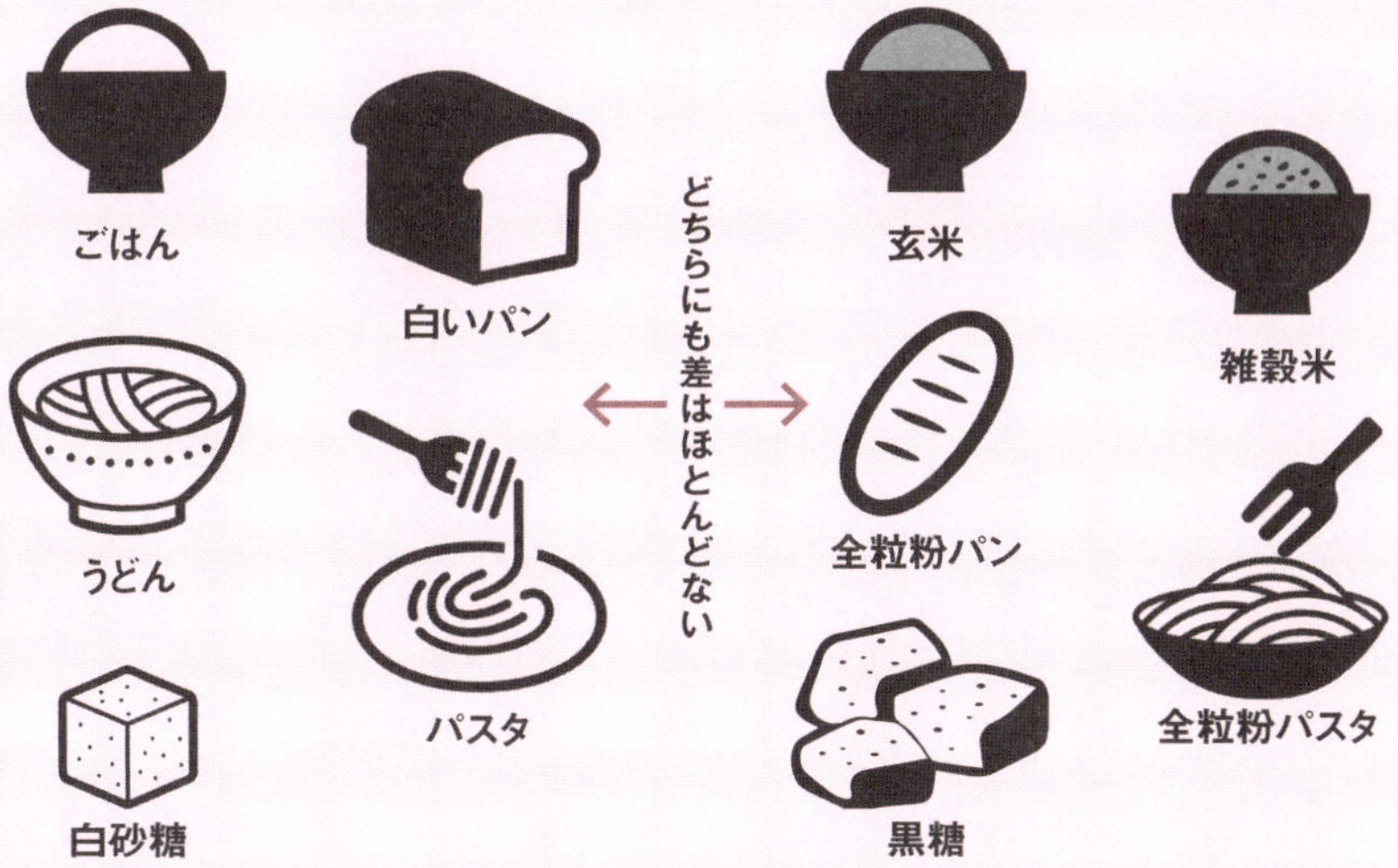

炭水化物は、高度に精製された白っぽいものと未精製の黒っぽいものに大別できます。後者のほうがミネラルなどの栄養に優れますが、糖質を摂るという点ではどちらも同じです。

同じパンでも食べるなら天然酵母で全粒粉！

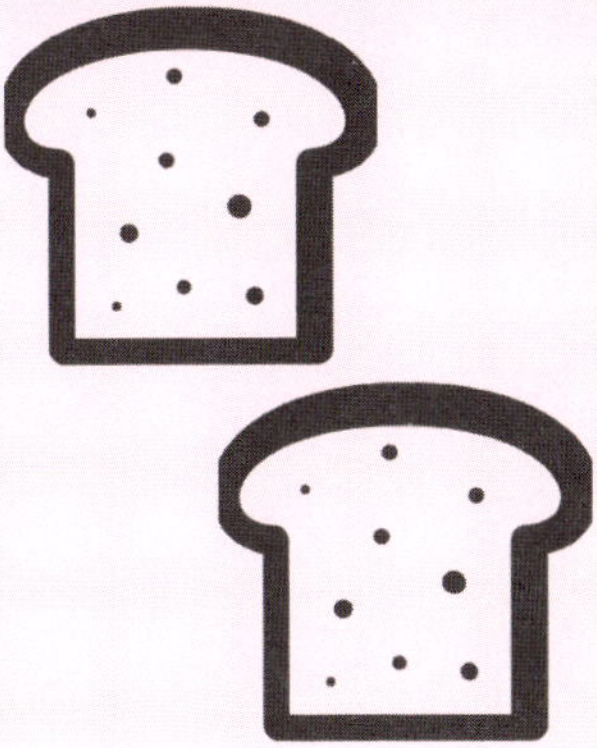

①天然酵母がいい理由

発がん性が疑われるイーストフードを用いず、天然酵母で発酵させたパンは安全なパンであるといえます。

②全粒粉がいい理由

通常の白いパンにくらべて、全粒粉のパンにはビタミンやミネラル、食物繊維などの栄養が多く残っています。

フルーツは究極に太りやすい

ブドウ糖と果糖の性質の違い

同じ糖質という括りでも、ごはんやパンなどの主食と、果物などの甘いものは別物なのでは、と思うかもしれません。実際にこれらは糖質の種類が異なり、その特徴も違います。

ごはんやパンをはじめとする主食は、体内でブドウ糖にまで分解されてエネルギー源となります。これに対して**果物に含まれる糖質は、おもに果糖という物質**です。ブドウ糖と果糖を比べると、ブドウ糖のほうがエネルギーになりやすいため、体内ではまずブドウ糖から消費されます。一方、果糖はエネルギーとしてはすぐには使われず、脂肪として蓄えられます。つまり、**果糖は肥満に直結する糖質**というわけです。ヘルシーなイメージが定着している果物ですが、実は太りやすい食べ物なのです。

ちなみにブドウ糖や果糖は糖質の中で最小単位の物質で、〝単糖類〟と呼ばれています。糖質にはこのほか、単糖類がふたつくっついた〝二糖類〟や、単糖類がたくさん集まった〝多糖類〟などの種類があります。これらの特徴として挙げられるのは、小さな糖質ほど身体に吸収されやすいということ。単糖類や二糖類は食べてすぐに血糖値が上がりますが、多糖類は消化に時間がかかるため血糖値の上がり方が糖質の中では緩やかです。**砂糖はブドウ糖と果糖が結合した形になっていて、最悪**と言えます。

単糖類・二糖類・多糖類とは

単糖類（糖質のもっとも小さい単位）

ブドウ糖（グルコース）	体内でエネルギーとして使われる糖質。主食は最終的にこの形になる
果糖（フルクトース）	もっとも甘く水に溶けやすい糖質。果実などに含まれる
ガラクトース	ブドウ糖とよく似た糖質。乳製品やガムなどに含まれる

二糖類（単糖類が2つくっついたもの）

ショ糖（スクロース）	ブドウ糖＋果糖。砂糖の主成分
乳糖（ラクトース）	ブドウ糖＋ガラクトース。牛乳や乳製品に含まれる
麦芽糖（マルトース）	ブドウ糖＋ブドウ糖。アメやアイスクリームなどに使われる

多糖類（単糖類がたくさんくっついたもの）

でんぷん	ブドウ糖が多数集合したもの。稲やトウモロコシ、根菜などに含まれる
セルロース	ブドウ糖が多数集合したもの。食物繊維に含まれ、水に溶けにくい
グリコーゲン	ブドウ糖が多数集合したもの。体内で合成され、エネルギー源として貯蔵される

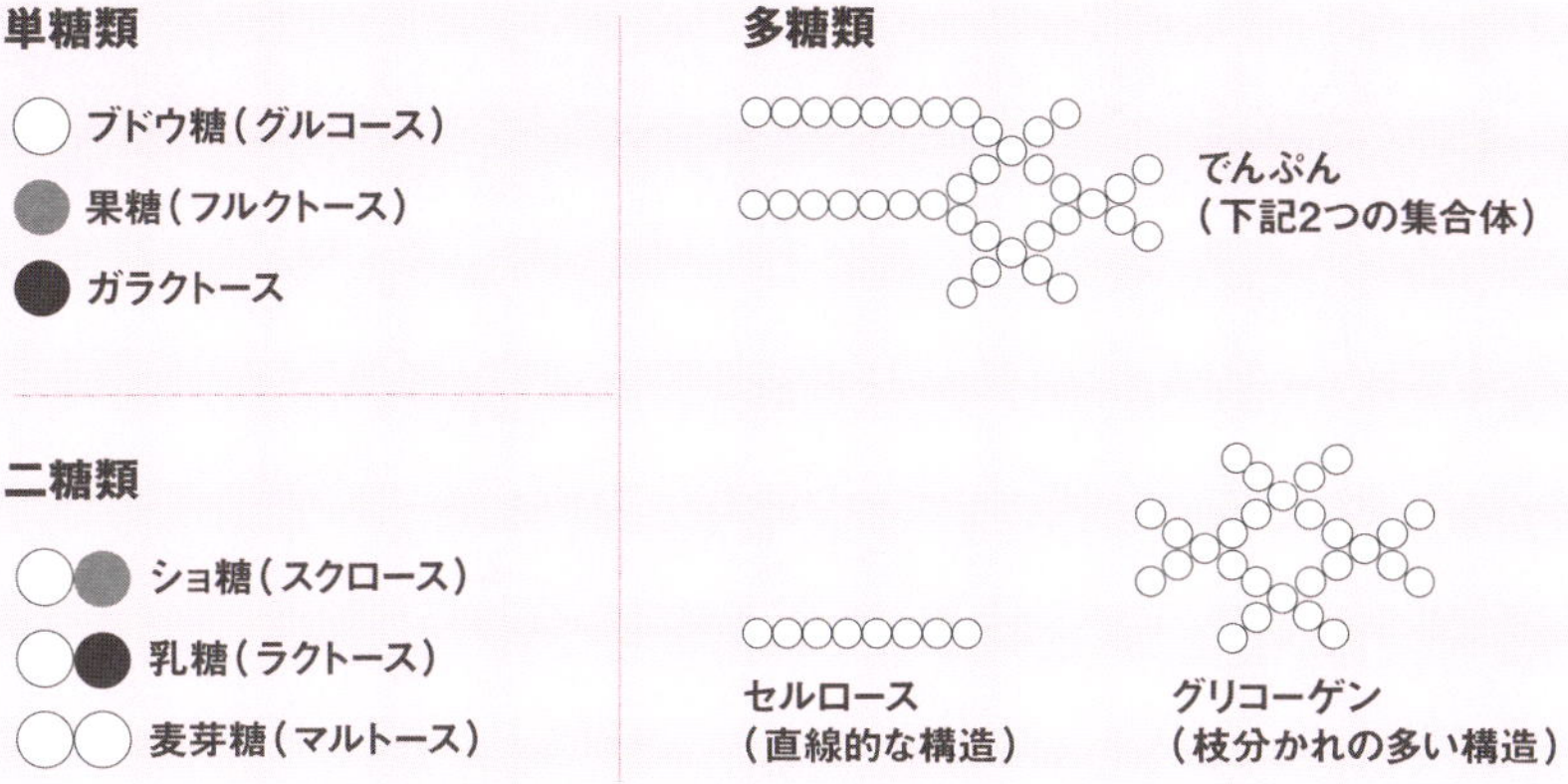

炭水化物の摂り過ぎは死亡リスク!?

医学雑誌が発表した衝撃の事実

２０１７年に医学雑誌『ランセット』が炭水化物の摂り過ぎによるリスクの研究論文を発表し、世界的に話題になりました。この研究は**世界18カ国の合計約13万５０００人を対象に、10年間かけて食生活のバランスと死亡や生活習慣病の関係を調べたもの。**これまでの同様の研究に比べ、欧米だけでなくアジアや中東・アフリカなど、さまざまな食文化の国を対象に検証したことで注目を浴びました。

次ページにある表は、その研究結果の一部を引用したもの。検証は炭水化物・脂質・タンパク質の摂取率をそれぞれ高い人から低い人まで5グループに分け、各グループの平均値で比較しています。**この研究の結論によると、炭水化物の摂取量が多いグループほど死亡率が高い**という点が挙げられています。左上の表を見てみると、炭水化物の摂取量が60％以上になると急に死亡率が高まっているのがわかります。

一方、脂質に関しては逆に摂取量が少ないほど死亡率が高く、脳卒中の発生率も高いとされました。脂質はたくさん摂ったほうが安全だということです。ただ、脂質の摂取量が低いグループはその分炭水化物をたくさん摂っているわけですから、その影響が出ている可能性もあります。いずれにしても、**炭水化物に偏った食生活が危険なのは事実と見ていいでしょう。**

医学雑誌『ランセット』の研究結果によると……

■炭水化物の摂取量と健康への影響

グループ	炭水化物の摂取量	死亡率	脳卒中の発生率
1	46.4%	4.1%	1.4%
2	54.6%	4.2%	1.6%
3	60.8%	4.5%	1.8%
4	67.7%	4.9%	2.4%
5	77.2%	7.2%	2.7%

■脂質の摂取量と健康への影響

グループ	脂質の摂取量	死亡率	脳卒中の発生率
1	10.6%	6.7%	3.0%
2	18.0%	5.1%	2.3%
3	24.2%	4.6%	1.6%
4	29.1%	4.3%	1.6%
5	35.3%	4.1%	1.3%

■タンパク質の摂取量と健康への影響

グループ	タンパク質の摂取量	死亡率	脳卒中の発生率
1	10.8%	8.5%	1.8%
2	13.1%	5.4%	2.2%
3	15.0%	3.7%	2.4%
4	16.9%	3.2%	2.1%
5	19.7%	3.6%	1.6%

※医学雑誌『ランセット』オンライン版
（2017年8月29日発行）で発表された論文より引用

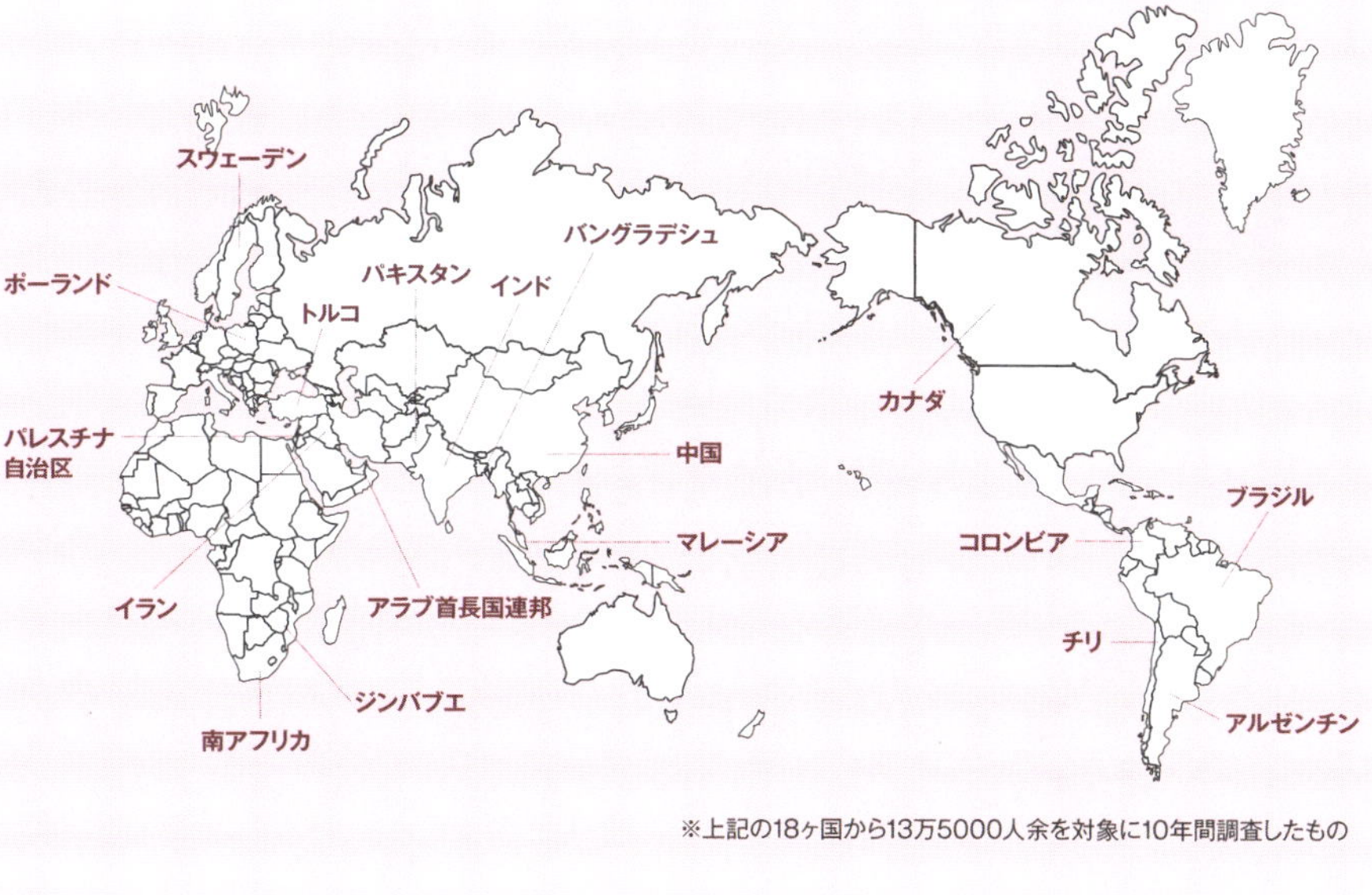

※上記の18ヶ国から13万5000人余を対象に10年間調査したもの

コラム

どっちを選ぶ？

外食をする際でも、どんな食事を選ぶかで、糖質量が変わってきます。ここでは昼食にどのようなものを食べればよいのかを紹介していきましょう。

糖質が低いほうを選べ!

ステーキvsざるそば

ステーキは肉、つまりタンパク質のかたまりですから、炭水化物が豊富なざるそばよりも糖質がグッと低くなっています。ただし、ステーキソースには高糖質のものもあるため、気を付けましょう。

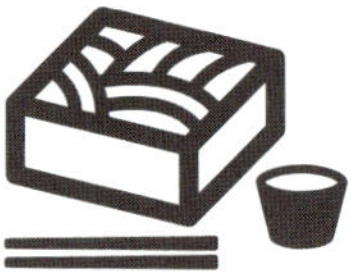

鮭のソテーvsナポリタン

ナポリタンはスパゲッティなので、そもそもが高糖質。シンプルな味付けで低糖質の鮭のソテーのほうがオススメです。どうしてもスパゲッティを食べたいなら、オリーブオイルたっぷりのペペロンチーノを選びましょう。

天ぷらvs野菜炒め

衣に糖質の高い小麦粉が使用されている天ぷらは、れんこんやサツマイモが具材として使われている場合もあり、糖質は多くなりがち。野菜炒めのほうが糖質が低いのでオススメです。

第2章

糖質と健康の関係

糖質の摂り過ぎは『糖尿病』のもと

糖質制限は糖尿病も予防できる

糖質制限の目的は、単にやせることだけではなく糖尿病の予防にもあります。糖尿病はいまや〝国民病〟ともいえる病気で、2016年の国民健康・栄養調査によると「糖尿病が強く疑われる者」と「糖尿病の可能性を否定できない者」の推計人数は合計で2000万人にものぼるそうです。もはや6人に1人が糖尿病かその予備軍であるということになります。

糖尿病には左ページで示すように〝1型〟と〝2型〟があり、**全体の9割は生活習慣が原因の2型糖尿病**です。糖質の摂り過ぎや運動不足などの生活習慣によって糖尿病になってしまう人がいかに多いか、よくわかるでしょう。

糖質を摂って血中のブドウ糖が多くなると、すい臓からインスリンが分泌されて血糖値を下げます。しかし糖質を摂り過ぎてすい臓に無理をさせると、やがてインスリンが正常に分泌されなくなり、血糖値を正しくコントロールできなくなります。その状態のまま何の対策もしないでいると、糖尿病になってしまうのです。

糖尿病を発症するまえの段階なら、糖質制限をすることで健康な状態に戻ることも可能ですが、糖尿病になってしまったらもう治すことはできません。そうならないためにも、普段から糖質を摂り過ぎないように注意して、正常な血糖値を保つことが大事なのです。

1型糖尿病と2型糖尿病

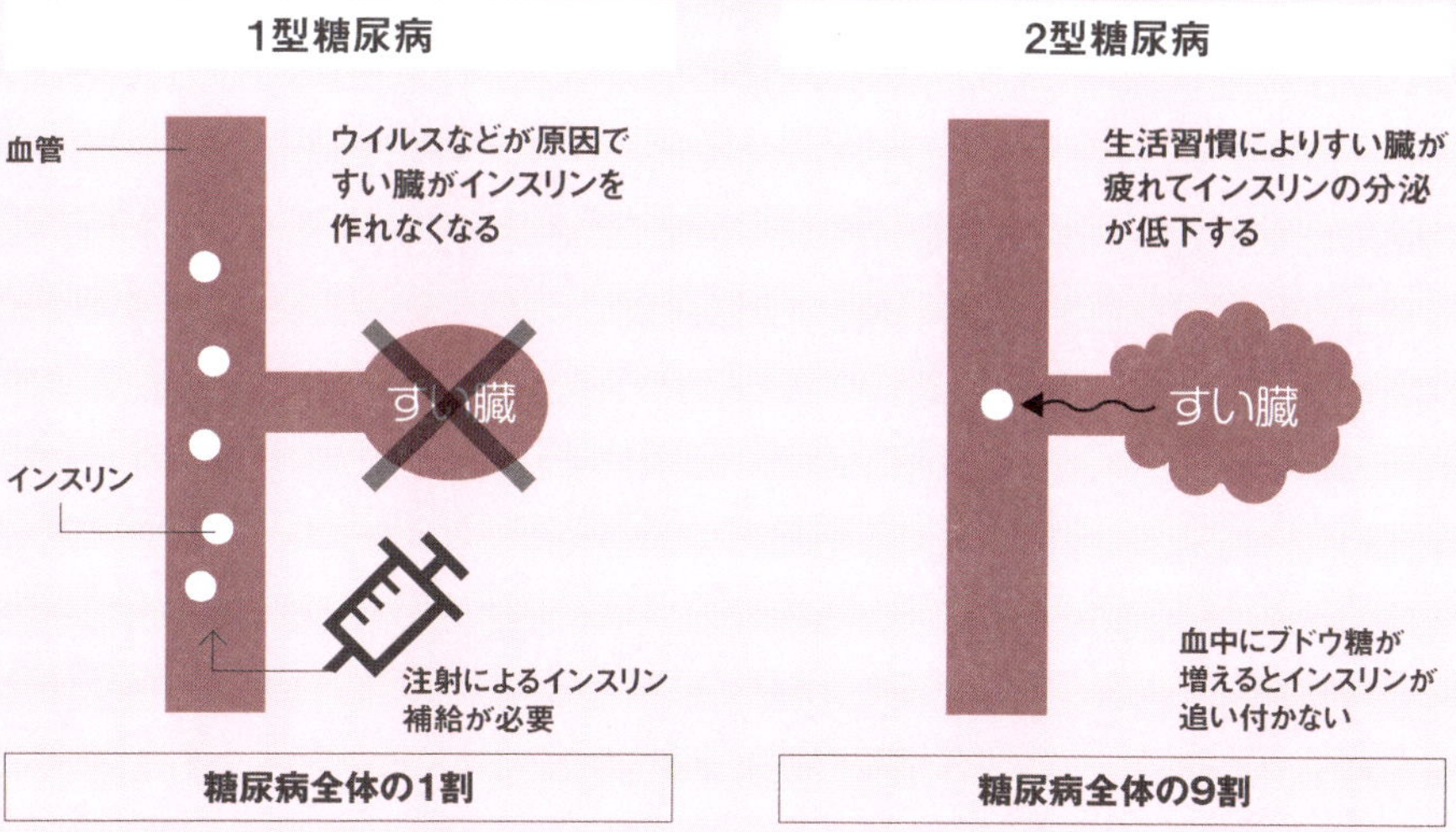

日本の糖尿病患者数の推移

糖尿病患者と予備軍を合わせると約2000万人。また、1955年から2002年の間に糖尿病患者は31.5倍に増えたというデータもあり、生活習慣の見直しが求められています。

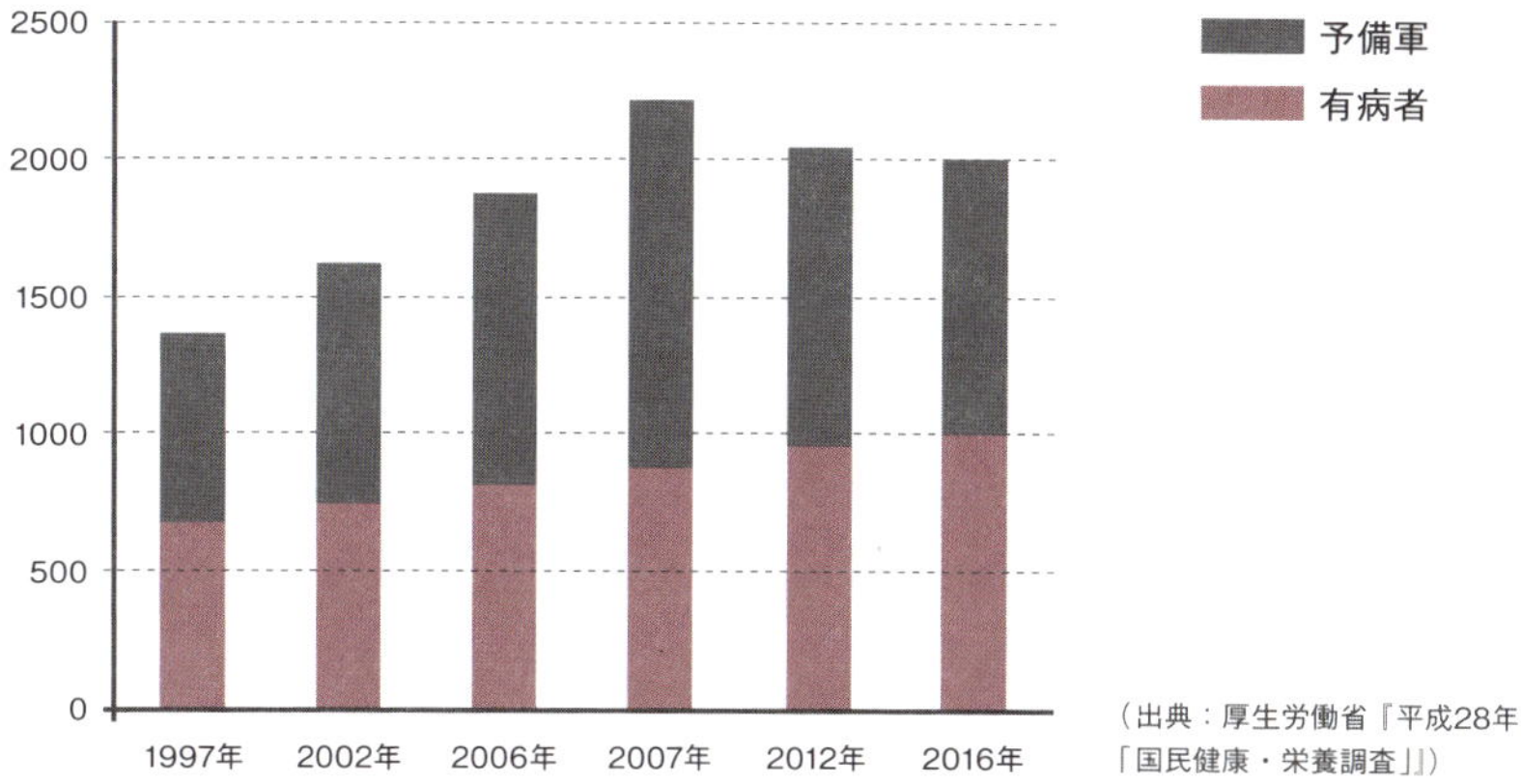

（出典：厚生労働省『平成28年「国民健康・栄養調査」』）

さまざまな病気にかかりやすくなる状態とは

糖尿病はそれ自体ではなく合併症が恐ろしい

糖質の摂り過ぎなど生活習慣が原因で発症する糖尿病について、もう少し詳しく見ていきましょう。糖尿病になってしまったかどうかを判断する基準は、左ページで紹介しているとおりです。ただ、この基準に引っかかっても自覚症状はないため、自分が糖尿病になっていることに気づかない人も多いでしょう。**健康診断で「糖尿病の疑いあり」と言われたら、糖尿病専門医のもとで精密検査を受けるべき**です。

ひとたび糖尿病になってしまうと、糖質を少し摂っただけで血糖値が急激に上がるようになり、もう健常な状態には戻らなくなります。糖質制限をすれば血糖値は正常に保たれますが、それはそのときの血糖値が正常なだけで、糖尿病が治るわけではありません。

糖尿病はそれ自体では死に至ることはありませんが、さまざまな病気にかかりやすくなるのが一番の問題です。糖尿病の三大合併症である糖尿病腎症、糖尿病網膜症、糖尿病神経障害は有名でしょう。そのほかにも、がんや心筋梗塞、脳卒中、認知症、骨粗鬆症、歯周病といった病気にかかるリスクが高くなります。**糖尿病患者はそうでない人とくらべて平均寿命が10年短い**というデータが出ているのも頷けると思います。糖尿病になってしまったら、これらの病気への予防が人一倍、重要になるのです。

糖尿病の診断基準

- 空腹時血糖値が126以上
- ブドウ糖負荷試験の2時間後血糖値が200以上
- 状況に関係なく血糖値が200以上
- ヘモグロビンA1cが6.5以上

いずれか1つでも該当すると糖尿病と診断される

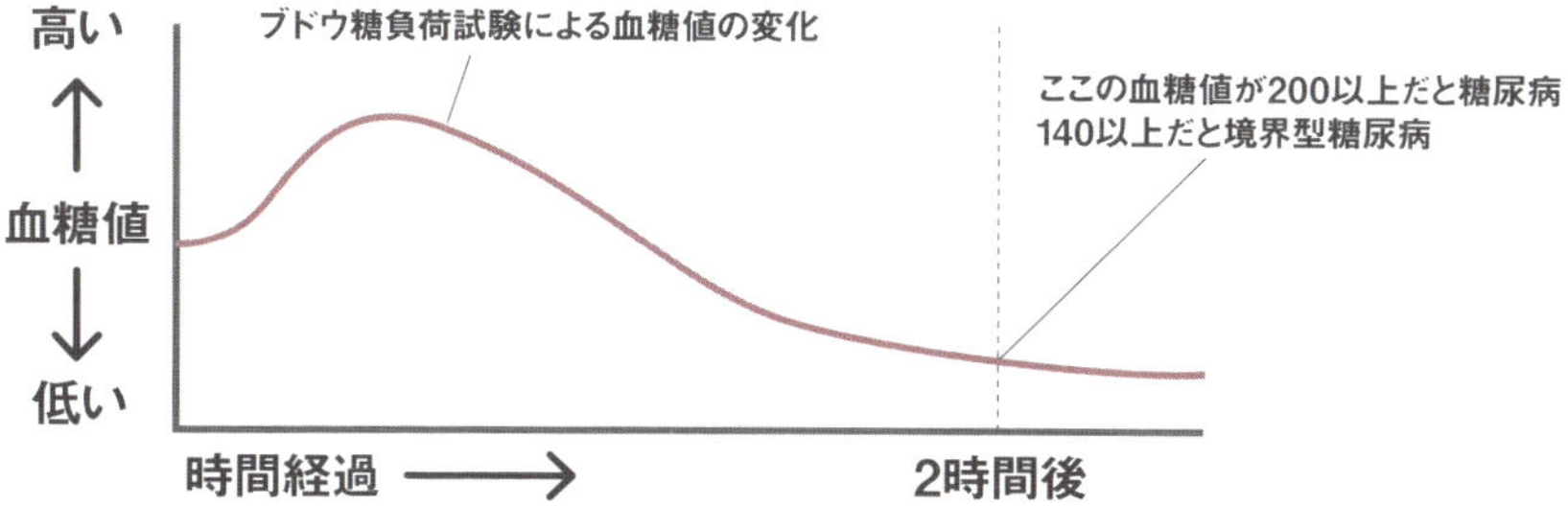

糖尿病による三大合併症

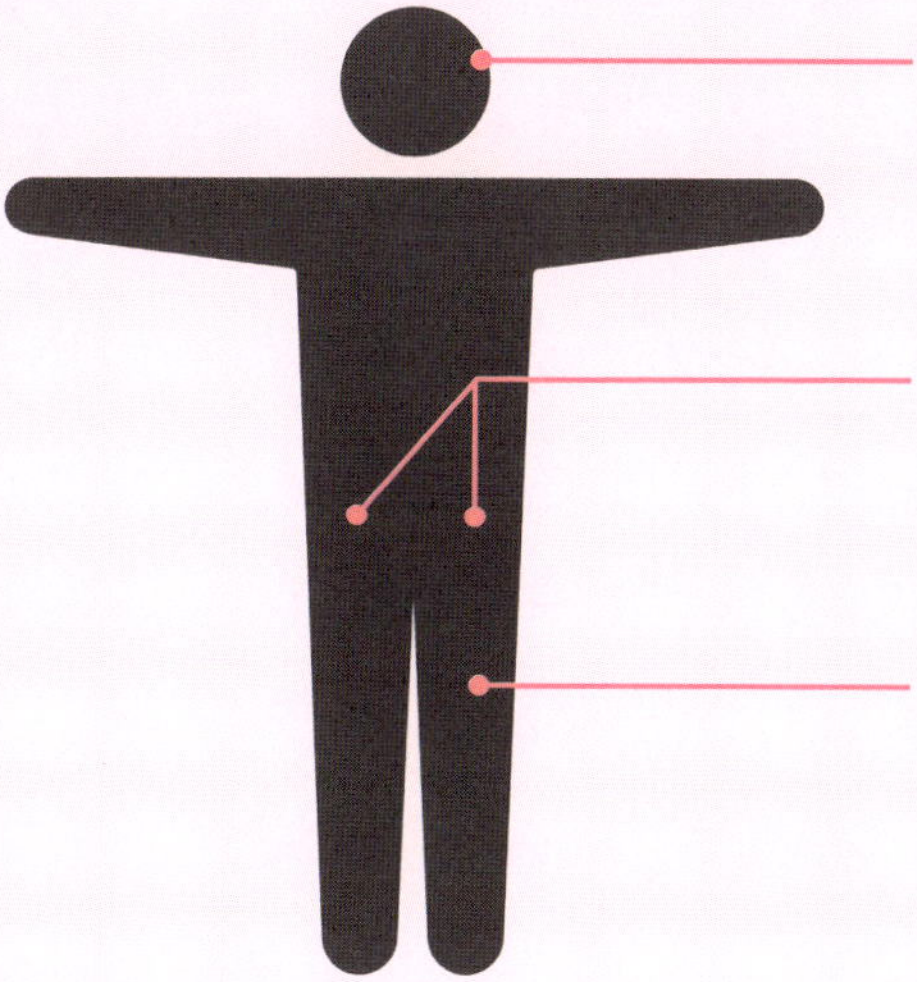

糖尿病網膜症

眼底にある細かい血管から出血し、網膜剥離を引き起こす症状。最悪の場合、失明に至る。

糖尿病腎症

腎臓の細かい血管が破れたり破裂したりして、体内の老廃物をろ過できなくなる症状。

糖尿病神経障害

手足の末梢神経が障害を受ける症状。ケガをしても気づかないため、最悪の場合、足の切断も。

AGEが招く最も危険な症状

もっとも危険な合併症、糖尿病腎症

糖尿病が引き起こす合併症の中で、一番恐ろしいのが**糖尿病腎症**です。これは腎機能が落ちて体内の老廃物を正常にろ過できなくなる病気。**糖尿病腎症が進行すると、最終的には人工透析が必要**になります。人工透析は機械に老廃物をろ過してもらう処置で、1回4時間ほどかかる治療を週3回、一生受け続けなければなりません。仕事や生活に大きく支障が出るのはすぐに想像がつくことと思います。

この**糖尿病腎症は、体内でブドウ糖がタンパク質と結びついてできるAGEが原因で発症**します。腎臓には尿をろ過するためにコーヒーのペーパーフィルターのような膜がありますが、糖尿病が進むとこの膜にAGEがくっついて炎症が起きます。やがて膜に穴が空いてしまい、血中のタンパク質が尿に流れ出てしまうのです。

問題はAGEが体内に10年や20年といった長い期間残ること。糖質を摂り過ぎると血中のブドウ糖が増えてAGEがどんどん溜まっていきますが、すぐには症状となって現われず、10年や20年経ったときに糖尿病腎症を引き起こすわけです。糖尿病になってからAGEを溜めないように気をつけても、もう手遅れ。**普段から余分な糖質を摂らないように**して、もし糖尿病になってしまっても糖尿病腎症を容易に発症させないようにするのが大事といえるでしょう。

AGEが原因で糖尿病腎症になる

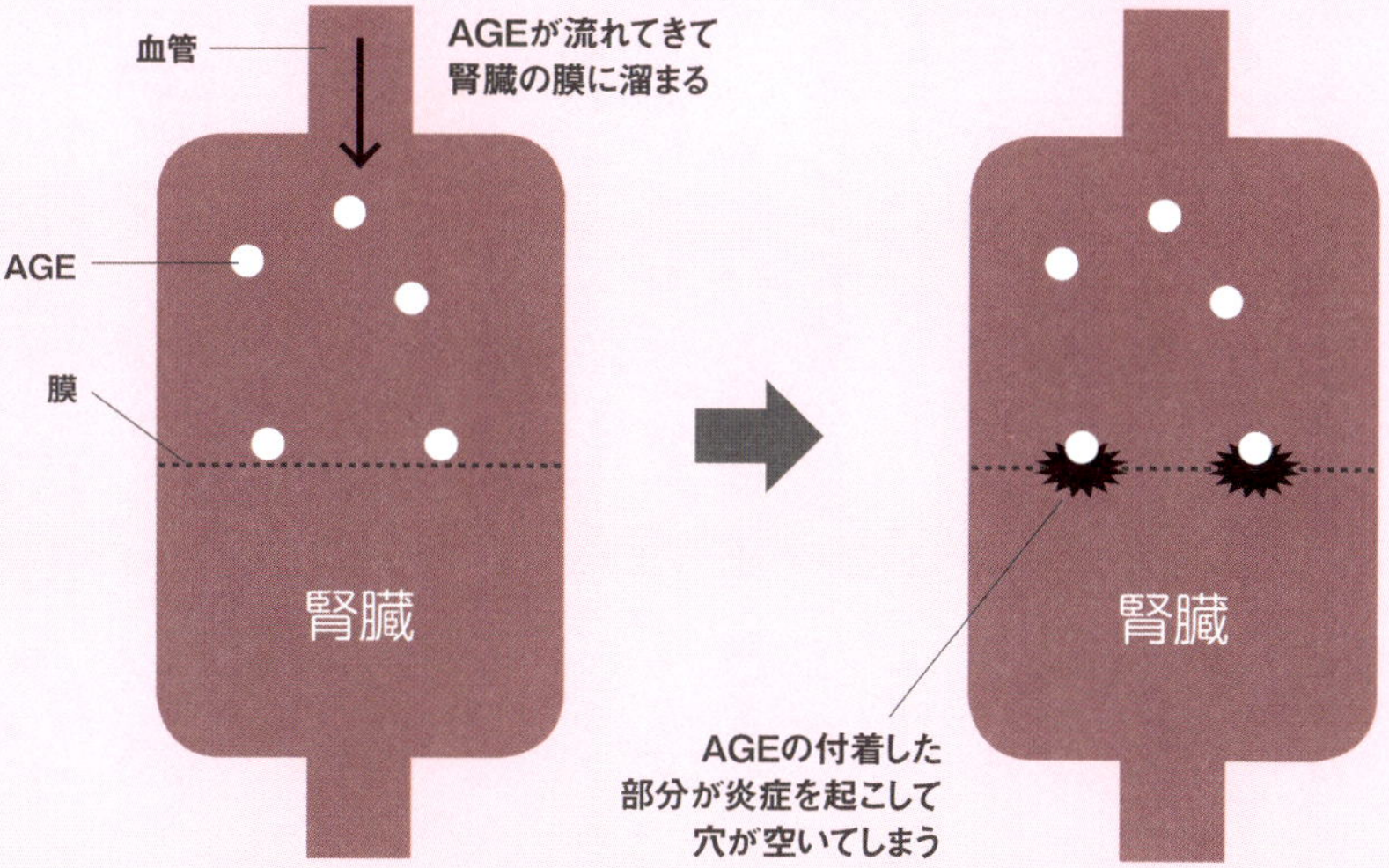

糖尿病腎症になると……

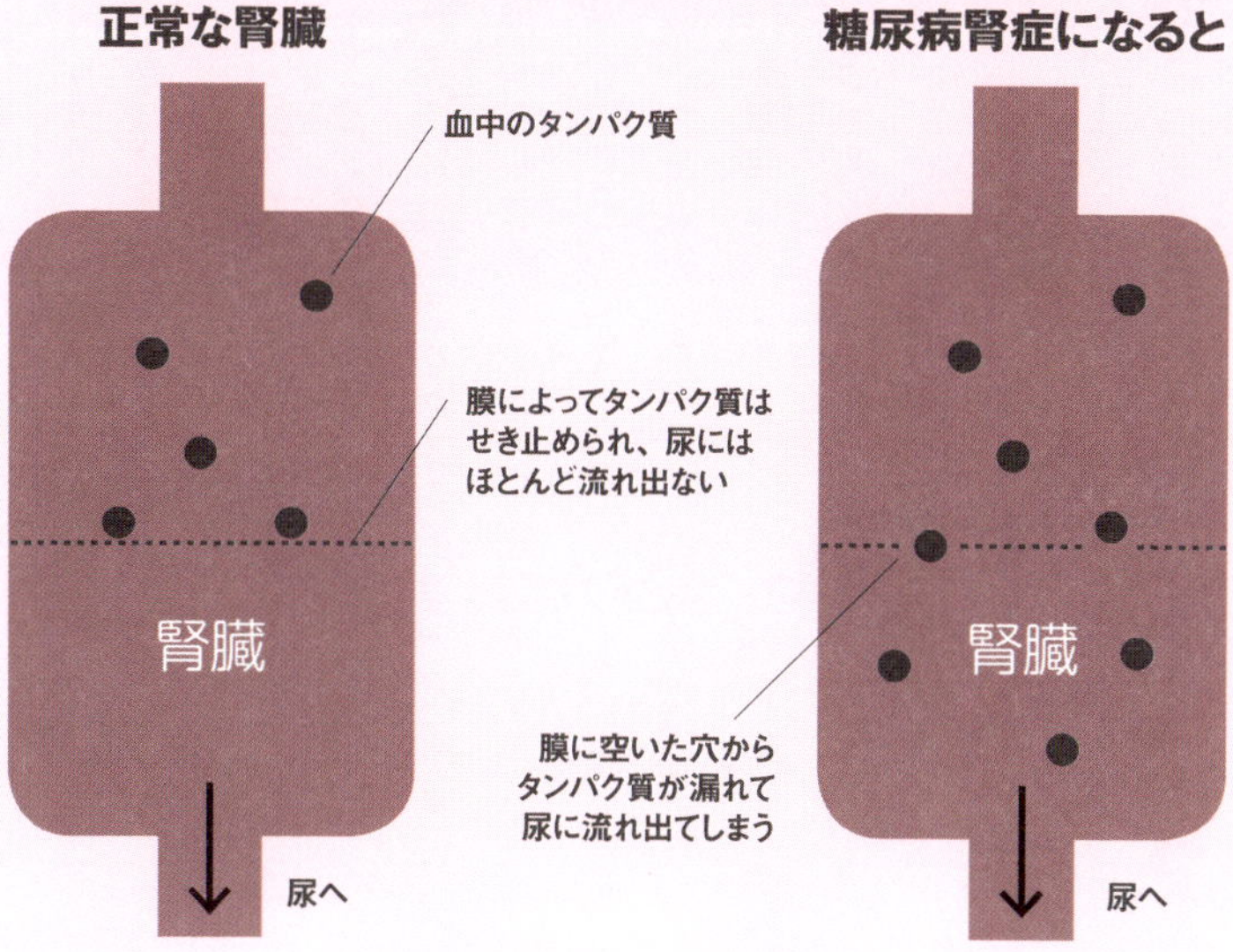

糖尿病腎症のチェックは尿アルブミンで

尿に漏れ出すアルブミンの量を計る

糖尿病になって恐ろしい糖尿病腎症を発症させないためには、腎臓の状態をチェックするのが何より大事です。それには**〝尿アルブミン〟の値を調べるのが一番重要な指標**になります。

尿アルブミンとは、タンパク質の一種であるアルブミンが尿にどれだけ漏れ出しているかを計ったもの。健常な人なら0〜5(㎎／gCr、以下略)くらいの低い数字ですが、糖尿病腎症を発症すると18を超え、指数関数的に上昇していきます。そしてそのまま進行して6000を超えるほどにまで上がってしまうと、人工透析は避けられなくなるのです。

なお、尿アルブミンの検査を行なっている医師はそこまで多くはなく、〝血清クレアチニン〟を調べて終わりにするケースも多々あるようです。血清クレアチニンとは、腎臓で正常にろ過されずに血中に残ってしまったクレアチニンの量を測定したもの。ただ、この数値が異常を示すのは尿アルブミンが3000を超えるほど悪化してからなので、これだけを頼りにしていると気づいたときにはもう手遅れでしょう。

尿アルブミンは、300を超えてから早い人では2年ほどで6000にまで到達します。放置しているとあっという間なので、**糖尿病になったら定期的に尿アルブミンを調べ、早めに適切な治療を受ければ治すことができます。**

尿アルブミンの推移

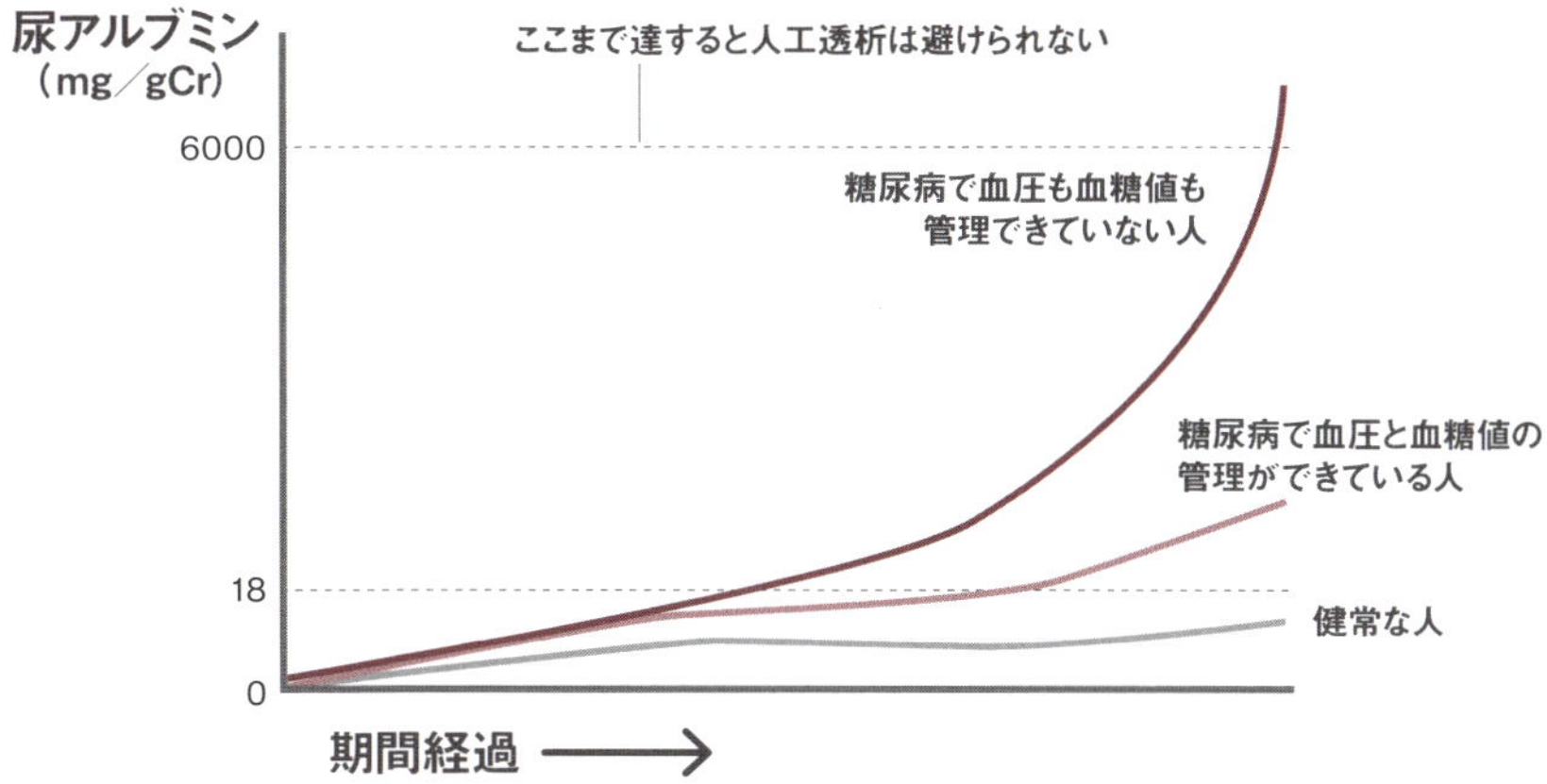

血清クレアチニンとは

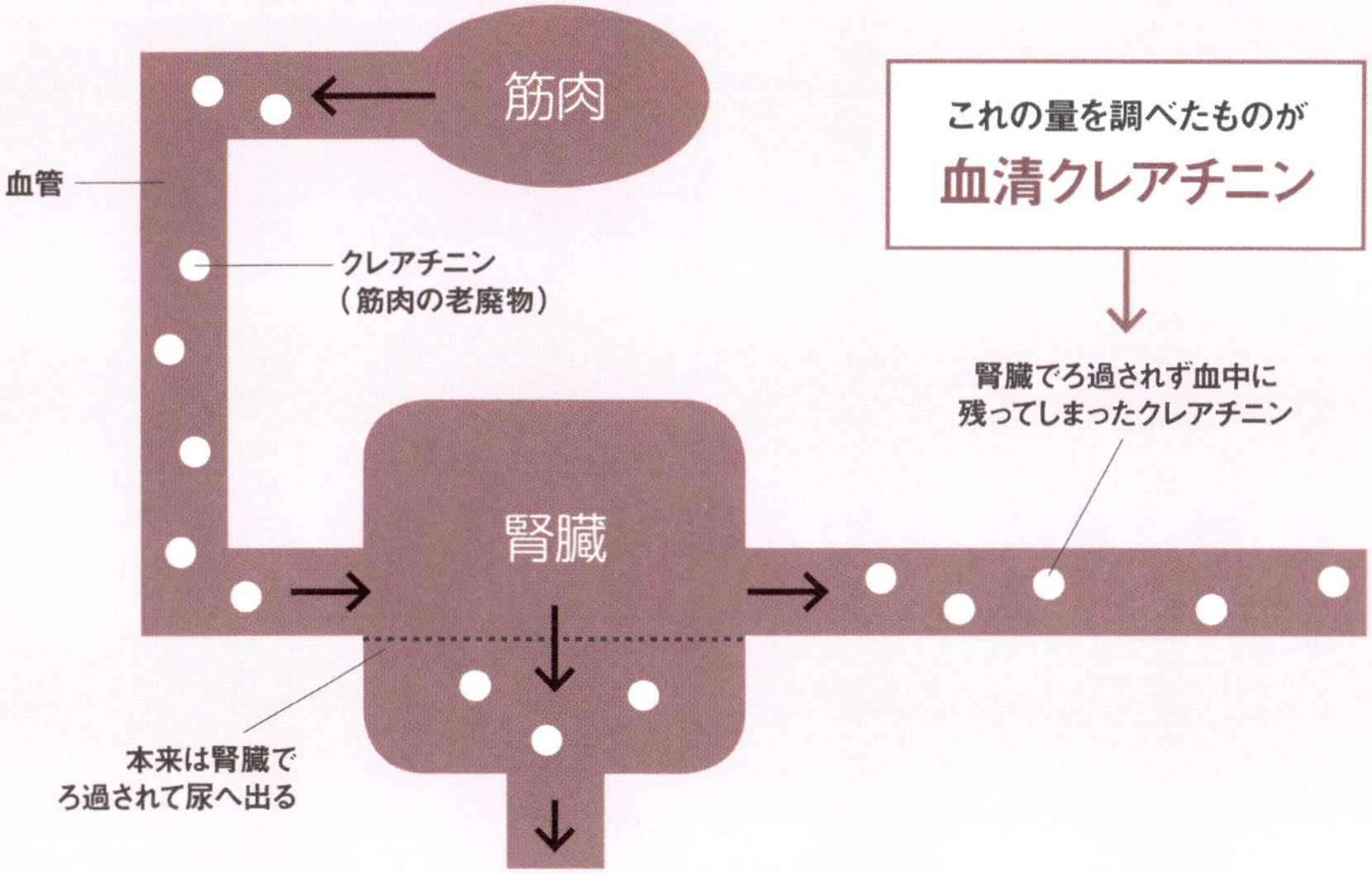

糖尿病になってしまったら糖質制限は意味ある？

血圧と血糖値の重要性

糖尿病腎症は糖尿病になったからといってすぐに発症するわけではなく、早くても数年、遅いと20年くらいかかってから発症します。その期間は、**血圧や血糖値をどれだけコントロールできているか**によって変わってきます。

とくに重要なのは血圧で、血圧が高くなると腎臓が悪くなり、腎臓が悪くなると血圧がさらに上がる、という悪循環に陥り、短期間で糖尿病腎症を発症してしまいます。**血圧をしっかりと正常範囲に保つことで、糖尿病腎症の発症を遅らせたり抑えたりすることができる**のです。

血糖値も同様に高過ぎると糖尿病腎症の発症を早めてしまうので、糖質を制限して血糖値を正常に保つのは大事といえるでしょう。血糖値の高い状態が続けばAGEもどんどん蓄積され、糖尿病腎症だけでなく糖尿病網膜症や糖尿病神経障害も引き起こしやすくなります。

ただ、血糖値に関してはいま現在正常でも、過去に高血糖でAGEを溜め込んでいると結局糖尿病腎症を発症してしまいます。そうなれば結局薬などで治療していくしかありませんから、いまの血糖値にこだわり過ぎても仕方がないともいえます。糖尿病になったからといってそこから糖質制限をして血糖値に気をつけてももう遅く、**糖尿病になるまえからしっかりと血糖値を正常に保つことが大事**ということです。

腎機能と血圧は関係している

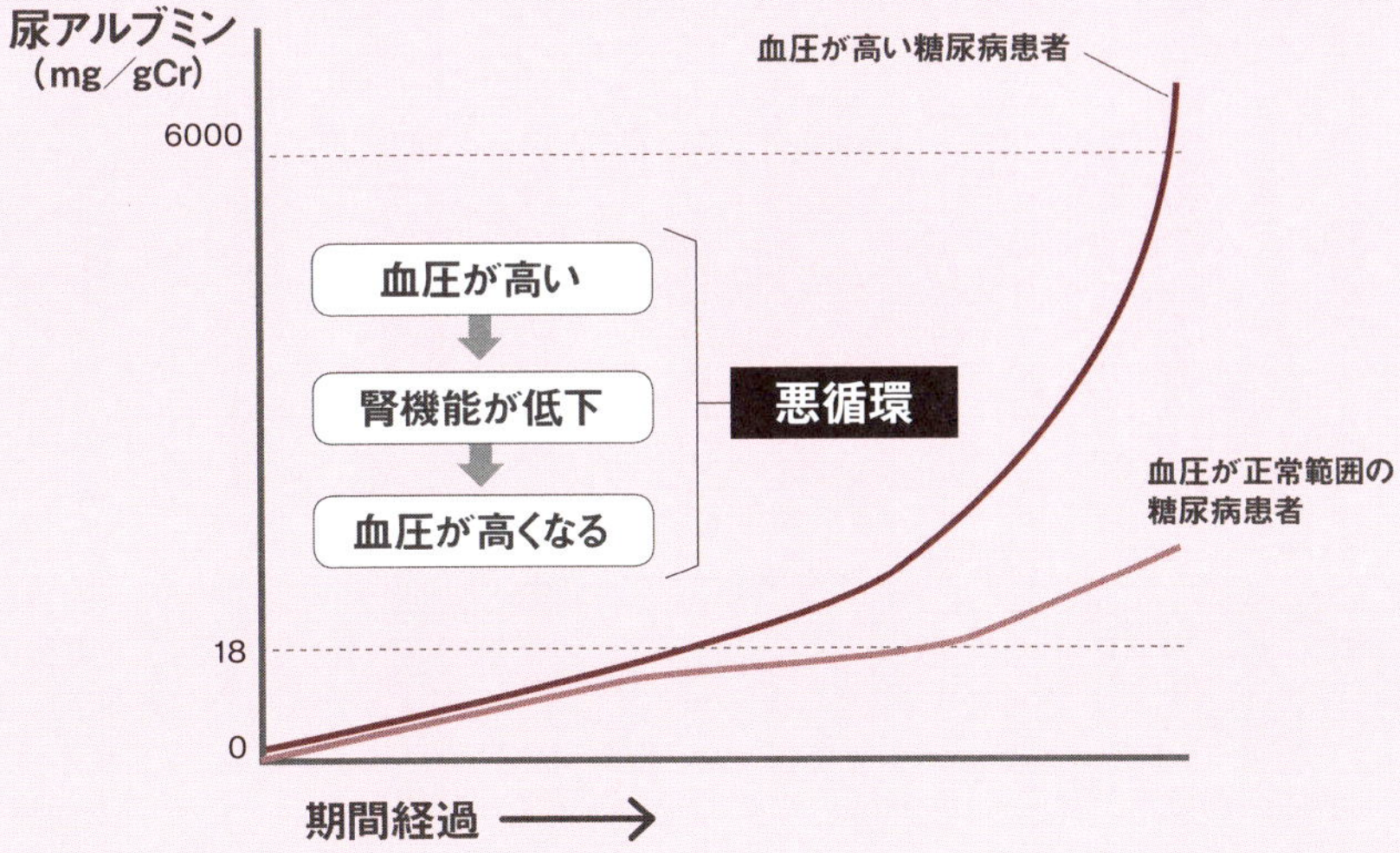

いまの血糖値だけでなく過去の血糖値も影響している

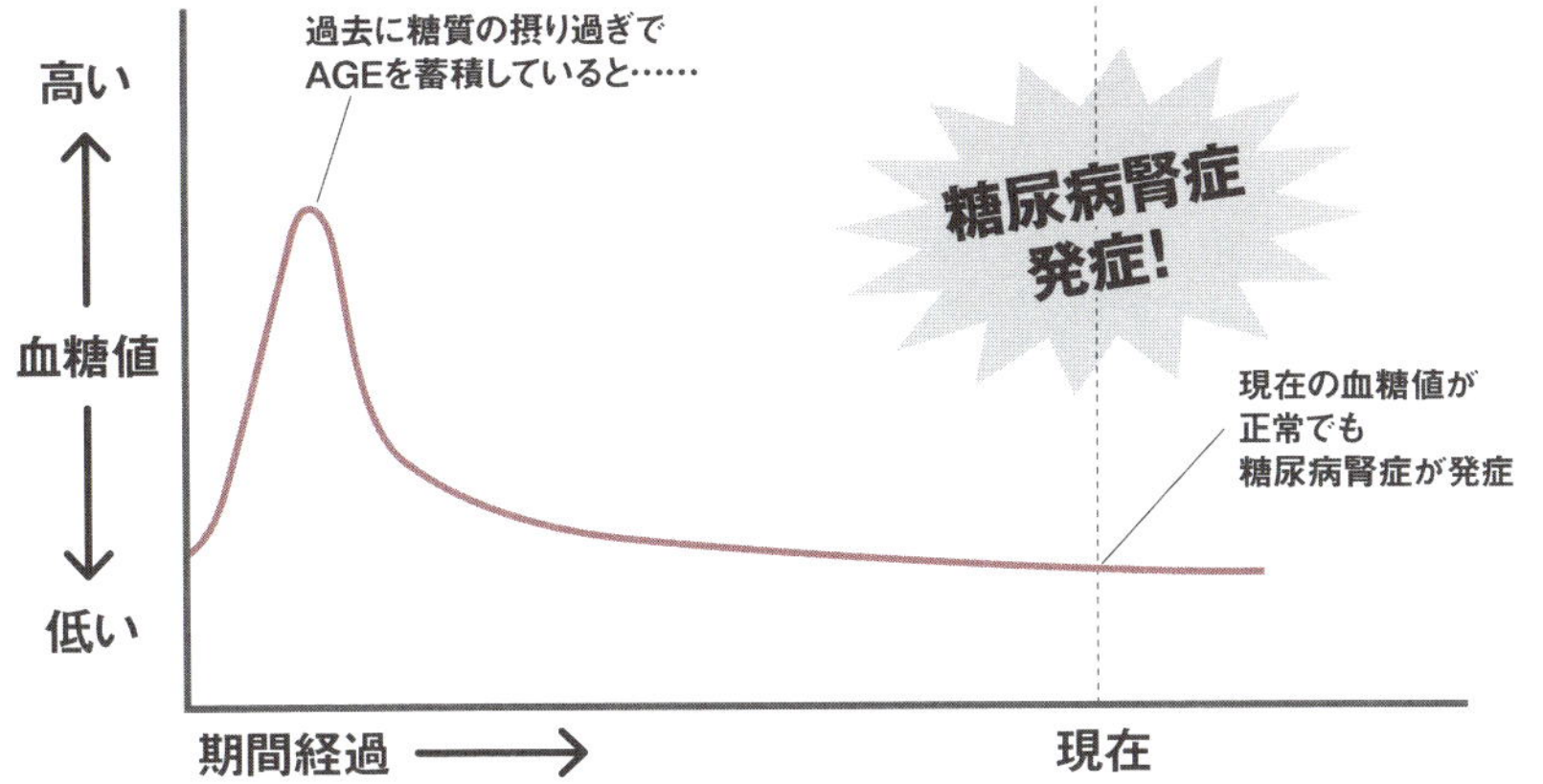

よくわからない体調不良の理由

イライラや疲れやすさの原因は？

皆さんの中には、**「最近イライラする」「疲れやすくなった」**と感じている人はいないでしょうか？　はっきりとした病気ではなくても、年齢的なものや気候の変化などで体調を崩すことはあります。でも、もしかするとそれは**「反応性低血糖」が原因の可能性**があります。

一般的に、血糖値が上がればそれを下げようとして、すい臓からインスリンが出されます。当然、血糖値が高ければそれだけインスリンの量も多くなります。しかし、絶えず清涼飲料水などで糖質を摂り続けていると、すい臓が弱り、そのバランスが崩れることがあります。血糖値が上がったのに対して、インスリンの出るタイミングが遅れ、血糖値がぐんぐん上がった結果、後から大量にインスリンが出て、今度は血糖値を下げ過ぎてしまうという現象が起きるのです。これが「反応性低血糖」です。

「反応性低血糖」は清涼飲料水などを多く飲む人に見られ、アメリカではよく知られています。先に挙げたほかに、不眠や動悸、眠気、集中力の欠如、やる気が起きない、吐き気などの症状が現れ、症状が多岐に渡ることから、**低血糖のことに詳しくない医師が、うつ病や自律神経失調症などと間違って診断してしまう**こともあります。このような症状が現れたら、まずは、自身の食生活を見直してみることをおすすめします。

一般的な血糖値とインスリンの関係

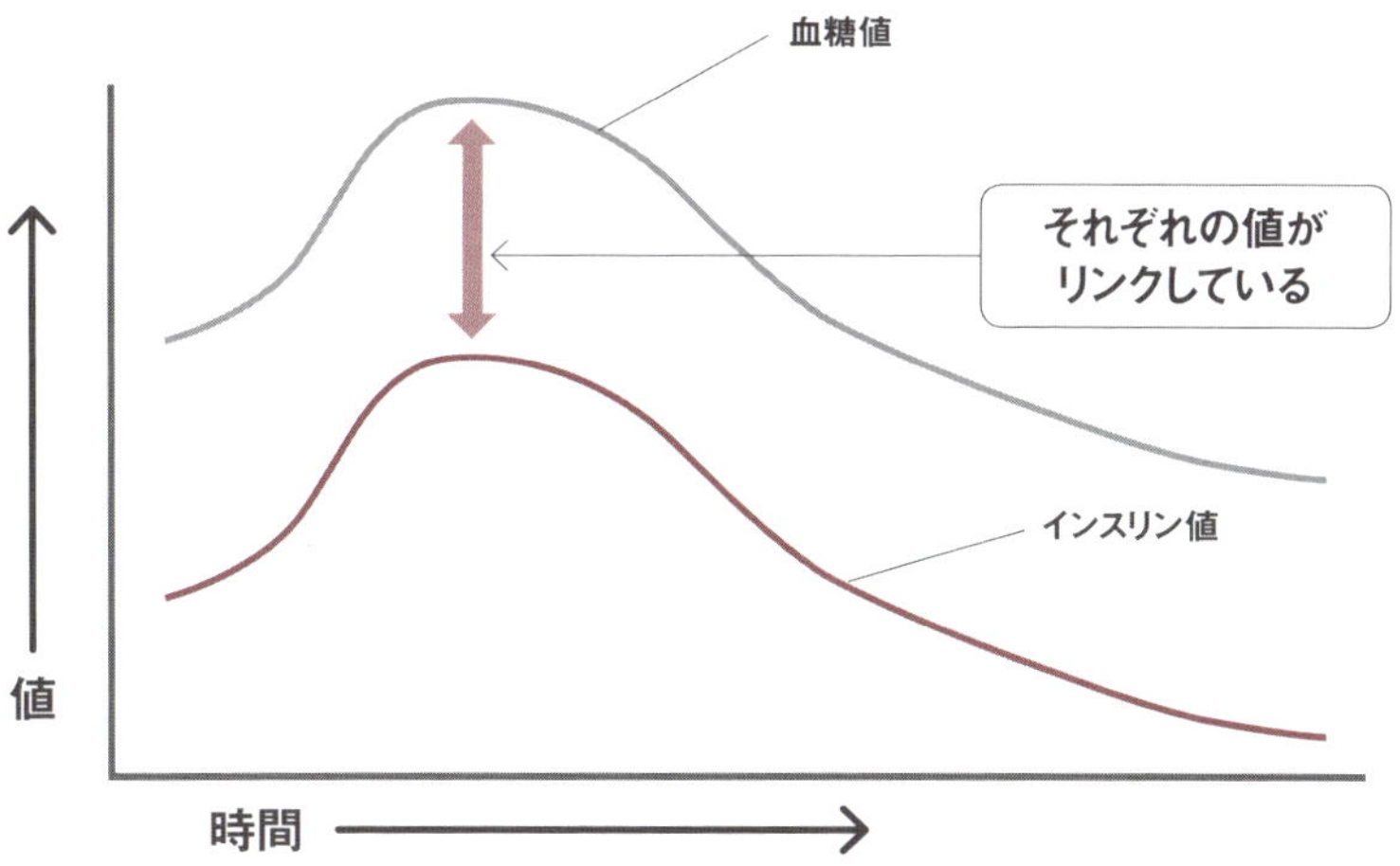

反応性低血糖での血糖値とインスリン値の関係

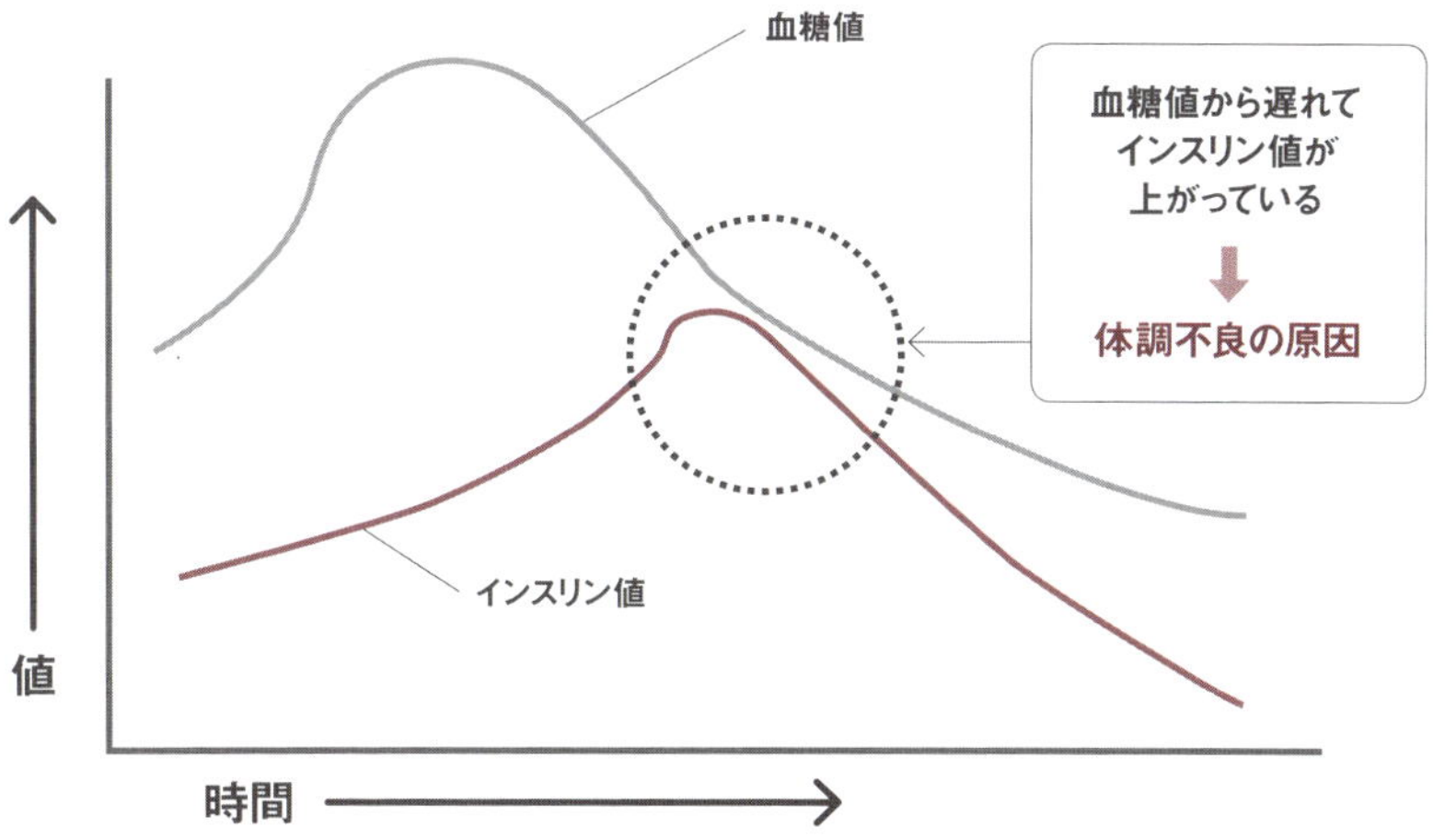

ダイエットでもやせ過ぎるのはNG

やせ過ぎが招くリスクもある

糖質の摂り過ぎは肥満につながるだけでなく、糖尿病をはじめとする生活習慣病の原因となるため、**糖質の制限はとても大事なこと**です。

ただ「ダイエットで体重が落ちるから」「血糖値が下がるから」と、あまりに**夢中になって糖質制限をやり過ぎると、逆に健康体を通り越し、〝やせ過ぎ〟による弊害を招く**こともあります。

やせ過ぎてしまうと、貧血や甲状腺機能低下が起きたり、白血球も減少しやすくなって免疫力が落ちてしまったりします。また、低血糖気味になってしまうため脳にブドウ糖が行き渡らず、認知症のリスクも高まるとも言われています。このように**やせ過ぎはさまざまなリスクを招く、危険な状態**なのです。

糖質制限は、これまでダイエットでなかなか成果が出なかった人でも確実にやせられる方法です。やればやっただけ効果が出ますから、人によっては「糖質を摂るのが恐い」というほどになったりもします。健康になるためにやっていたのが、逆にやせ過ぎて健康を害してしまっては元も子もありません。

つまり、太り過ぎもやせ過ぎも、どちらも身体によくないということです。やせようと厳しく糖質を制限していると反動が大きくなりますので、**ときどきはサボるくらいの感覚で気楽に**していくのが望ましいでしょう。

糖質制限でやせ過ぎると……

通常は糖質がエネルギーに

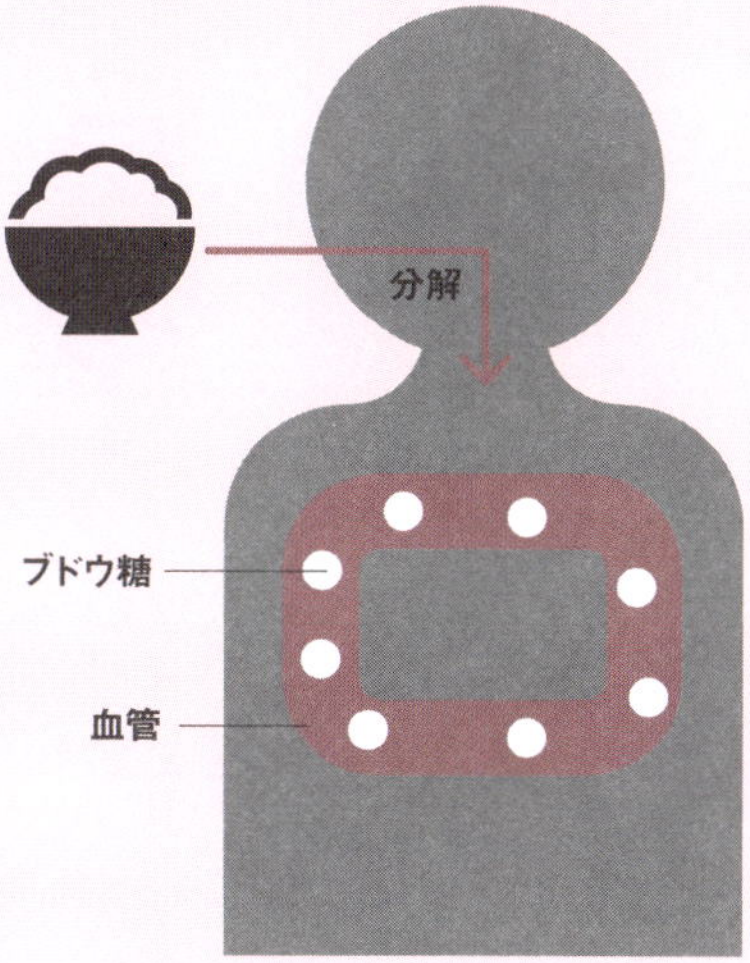

糖質がブドウ糖に分解されて
エネルギーとなる

糖質を制限すると……

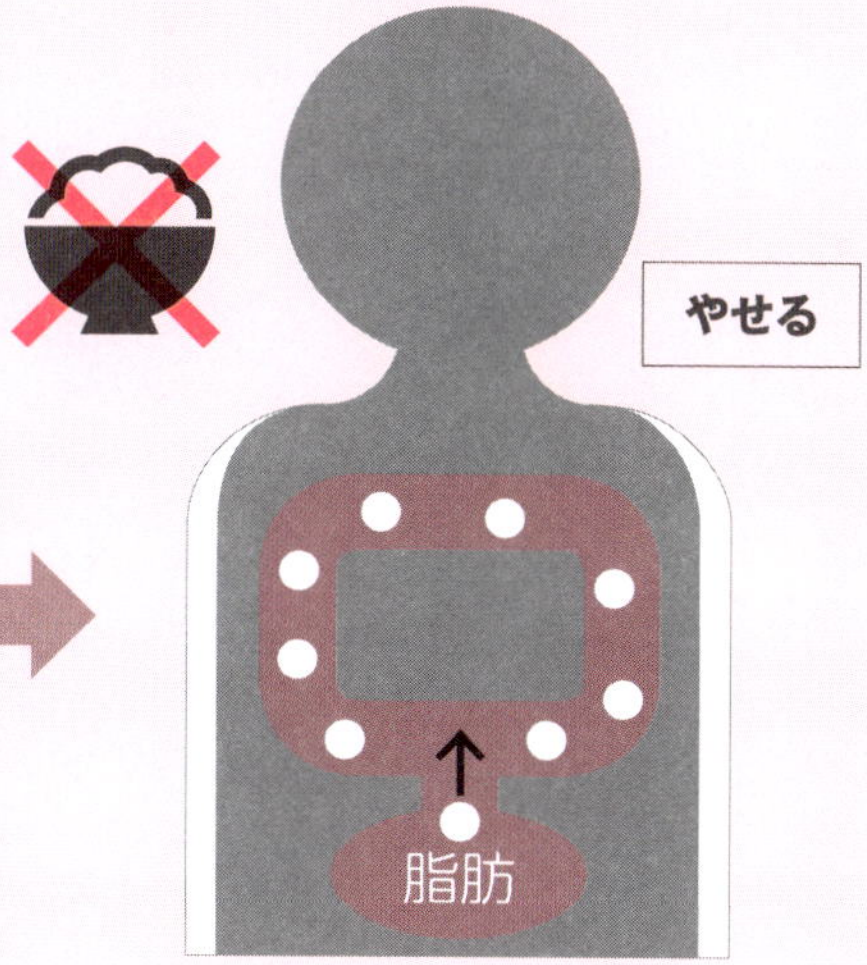

脂肪を分解してエネルギーを
作り出す

脂肪がなくなるほど
やってしまうと……

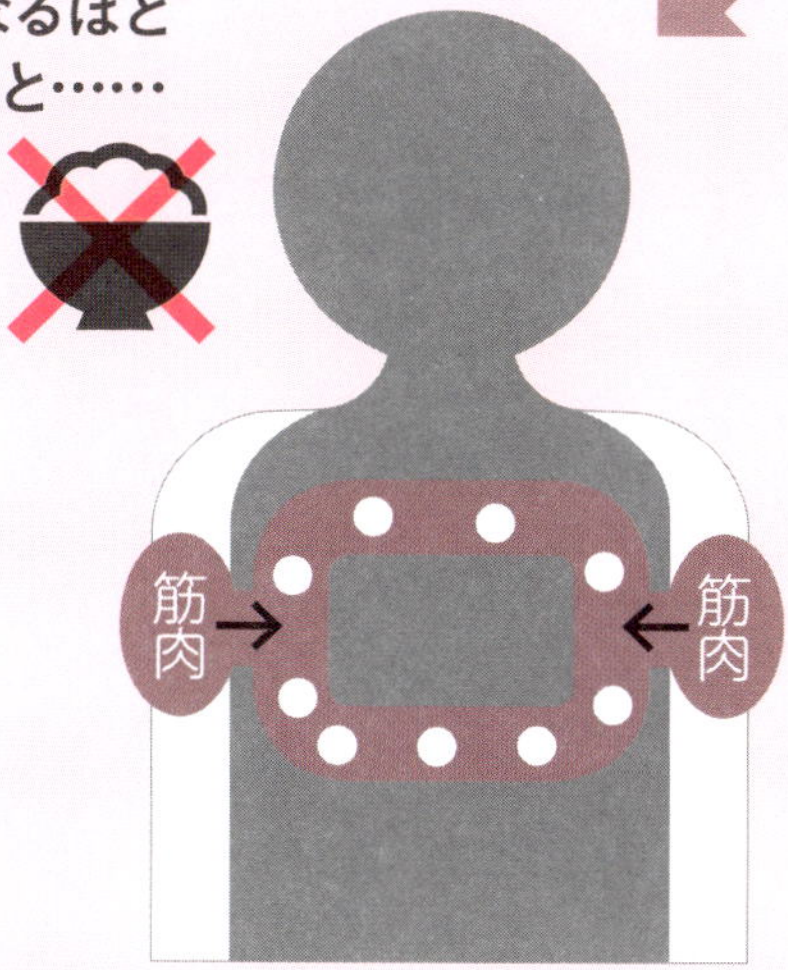

やせ過ぎてしまう！

- ふらつく
- 疲れやすくなる
- 貧血
- 甲状腺機能の低下
- 白血球が減って免疫機能が低下

**さまざまな症状を
招く！**

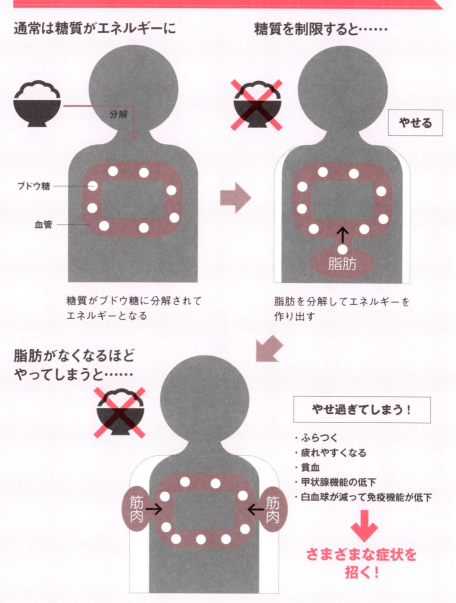

プロテインは飲むべきではない

人工タンパク質の摂り過ぎは危険度大

糖質を制限するとそのぶんタンパク質と脂質をたくさん摂ることになりますが、**プロテインなどの人工的な大量のタンパク質は飲むべきではありません。**タンパク質は分解され、アミノ酸やその分解産物の尿素窒素などが発生し、これらは腎臓でろ過されて尿として体外へ排出されます。つまり**タンパク質をたくさん摂れば、それだけ腎臓に負担がかかる**わけです。腎臓を酷使して弱ってしまうと、いずれ腎臓を壊してしまいます。

ただ、普通に食品からタンパク質を摂っているぶんにはそこまで気にする必要はありません。肉や魚などの食品から摂れるタンパク質の量は知れており、ある程度摂れば「これ以上は欲しくない」というブレーキがかかります。

問題は人工的なタンパク質商品であるプロテインやアミノ酸などです。これらには**自然な食品とは比べものにならないほど大量のタンパク質**が含まれていて、人間はそういった不自然なものを処理できるようにはできていません。運動をする際に、効率よく筋肉をつけるためにプロテインを飲んだり、疲労回復のためにアミノ酸を摂ったりする人もいるでしょう。しかし、実際にこうしたものが原因で、腎機能が悪くなるケースもあります。**人工的なタンパク質で安易に健康を手に入れようとするのは逆効果**なので注意してください。

タンパク質の分解は腎臓に負荷をかける

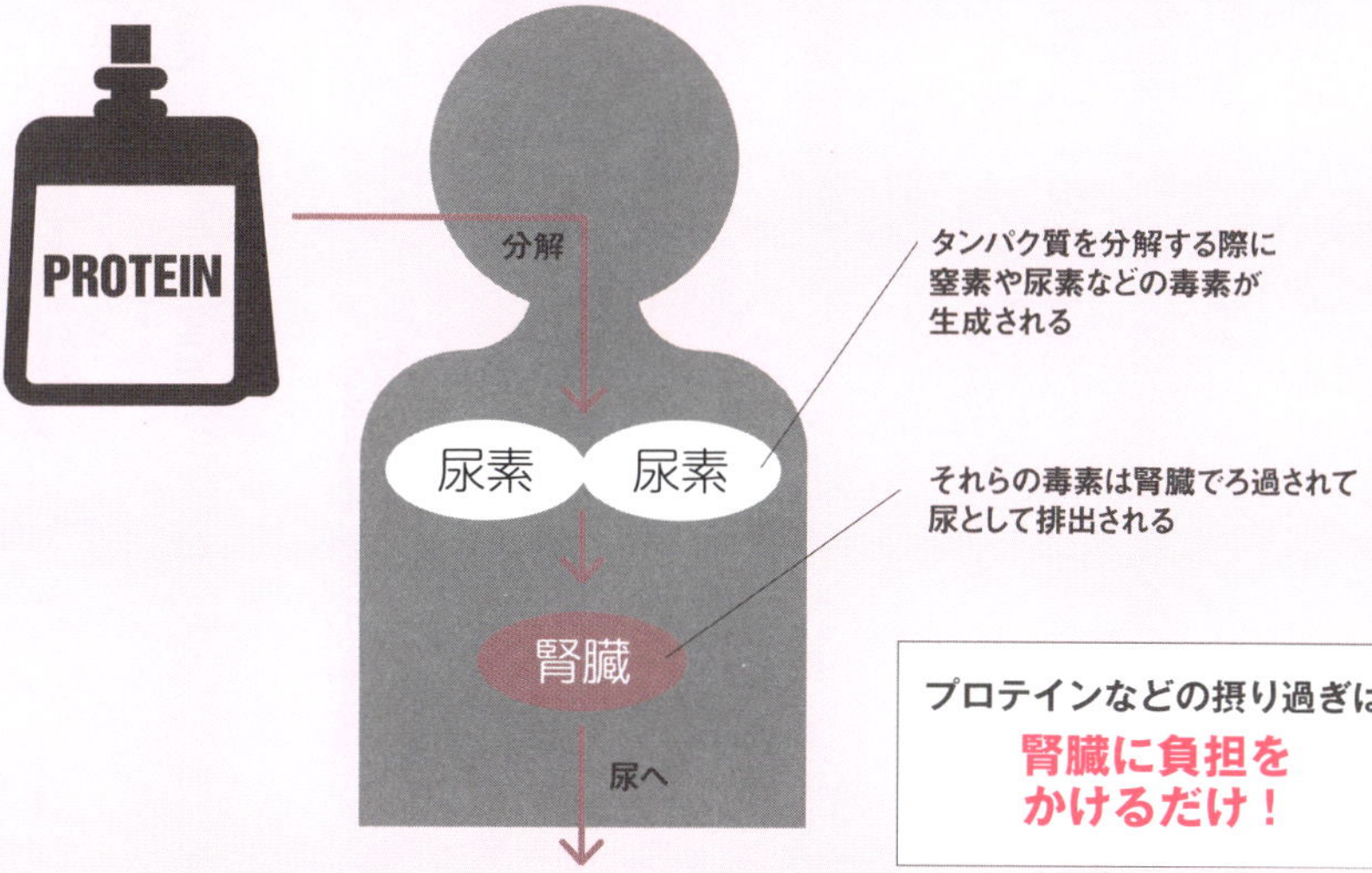

プロテインなどの摂り過ぎは
腎臓に負担をかけるだけ！

一般の食品はいいが人工的なタンパク質は要注意！

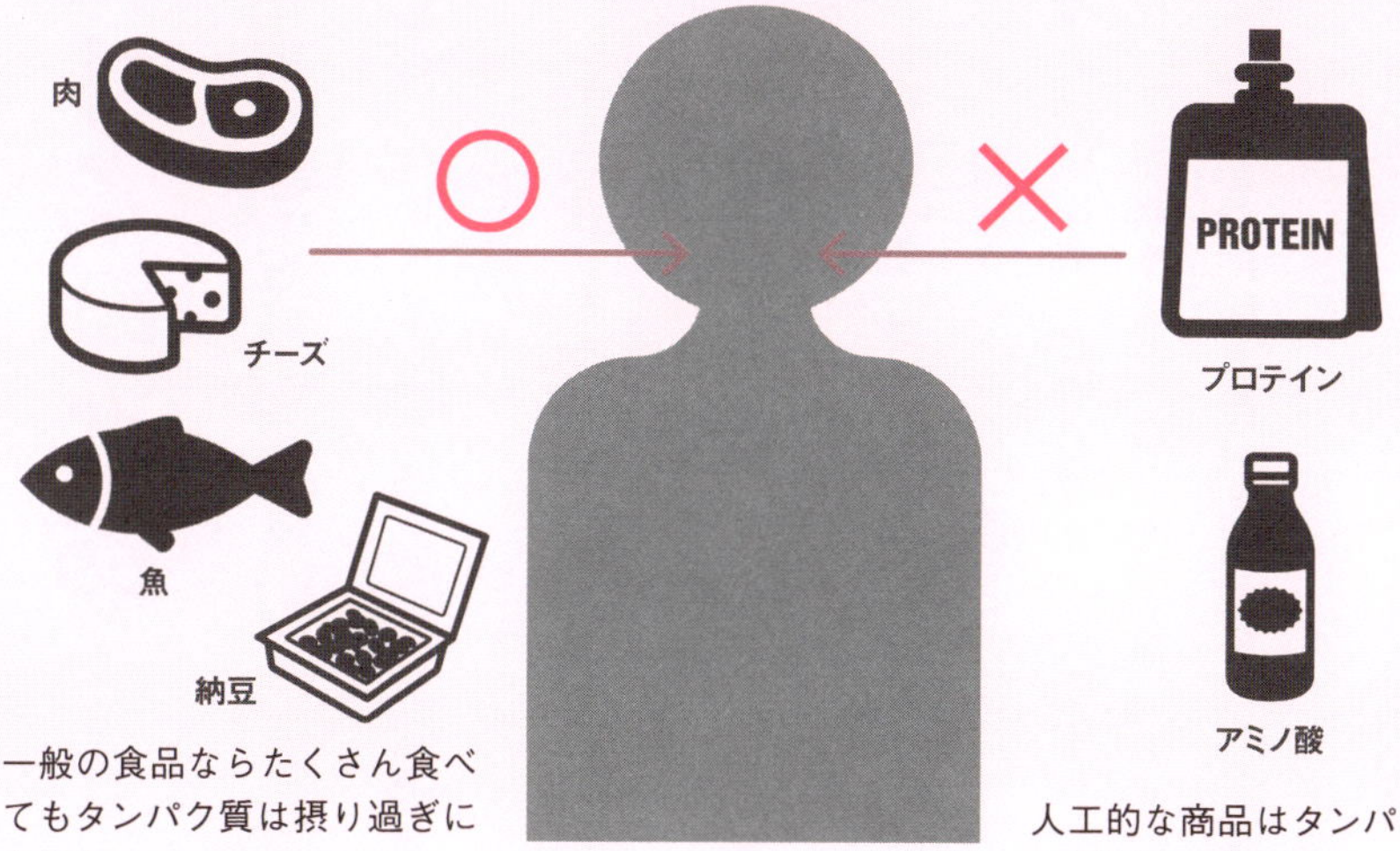

一般の食品ならたくさん食べてもタンパク質は摂り過ぎにならない

人工的な商品はタンパク質の大量摂取に繋がるのでNG

血糖値をコントロールする薬がある

余分なブドウ糖を尿といっしょに排出

糖尿病になると、糖質を少し摂っただけですぐに血糖値が大きく上昇してしまいます。糖尿病患者にとって、血糖値のコントロールは大きな課題のひとつ。じつはその**血糖値を抑えるための画期的な薬**が存在します。その薬の名前は**〝SGLT2阻害剤〟**といいます。

この薬は、血中のブドウ糖が増えるとそのうち余分な分を尿に排出してくれるというもの。そのため、この薬を飲んでから糖質を摂ると血糖値があまり上がらずにすみます。糖尿病は尿に糖が漏れ出てしまいますが、その漏れ出る量をもっと増やして血中のブドウ糖を減らすという効果を持っています。尿の手前でブドウ糖を再吸収しているSGLT2という物質があるのですが、これの働きを阻害してブドウ糖を尿に流れ出るようにするわけです。

この薬のいいところは、**排出するのは余分なブドウ糖だけで、けっして低血糖に陥ることがない**ということ。そのため低血糖の心配が少なくなります。普段から血糖値が激しく乱高下する〝不安定型糖尿病〟というタイプの患者は、インスリン注射や食事量に関わらず急に高血糖になったり低血糖に陥ったりと予想不能な状態になるのですが、SGLT2阻害剤を使用することで**急激な高血糖を防ぐことができる**のです。

SGLT2の働き

SGLT＝「ナトリウム・グルコース共役輸送体」と呼ばれるタンパク質の一種。体内のさまざまな場所にありますが、そのうちSGLT2は腎臓の近位尿細管という場所に存在しています。

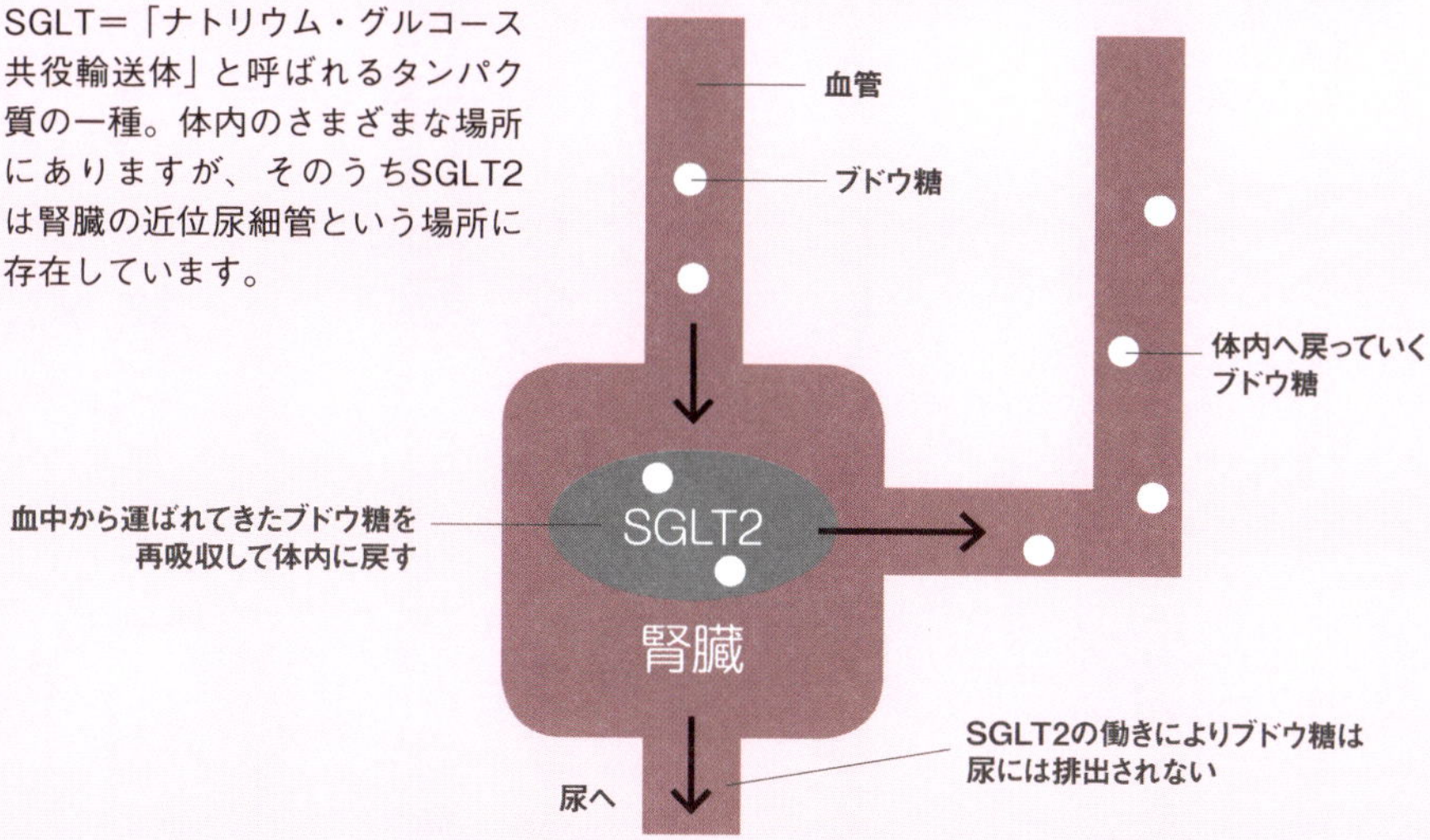

糖尿病患者にSGLT2阻害薬を用いると……

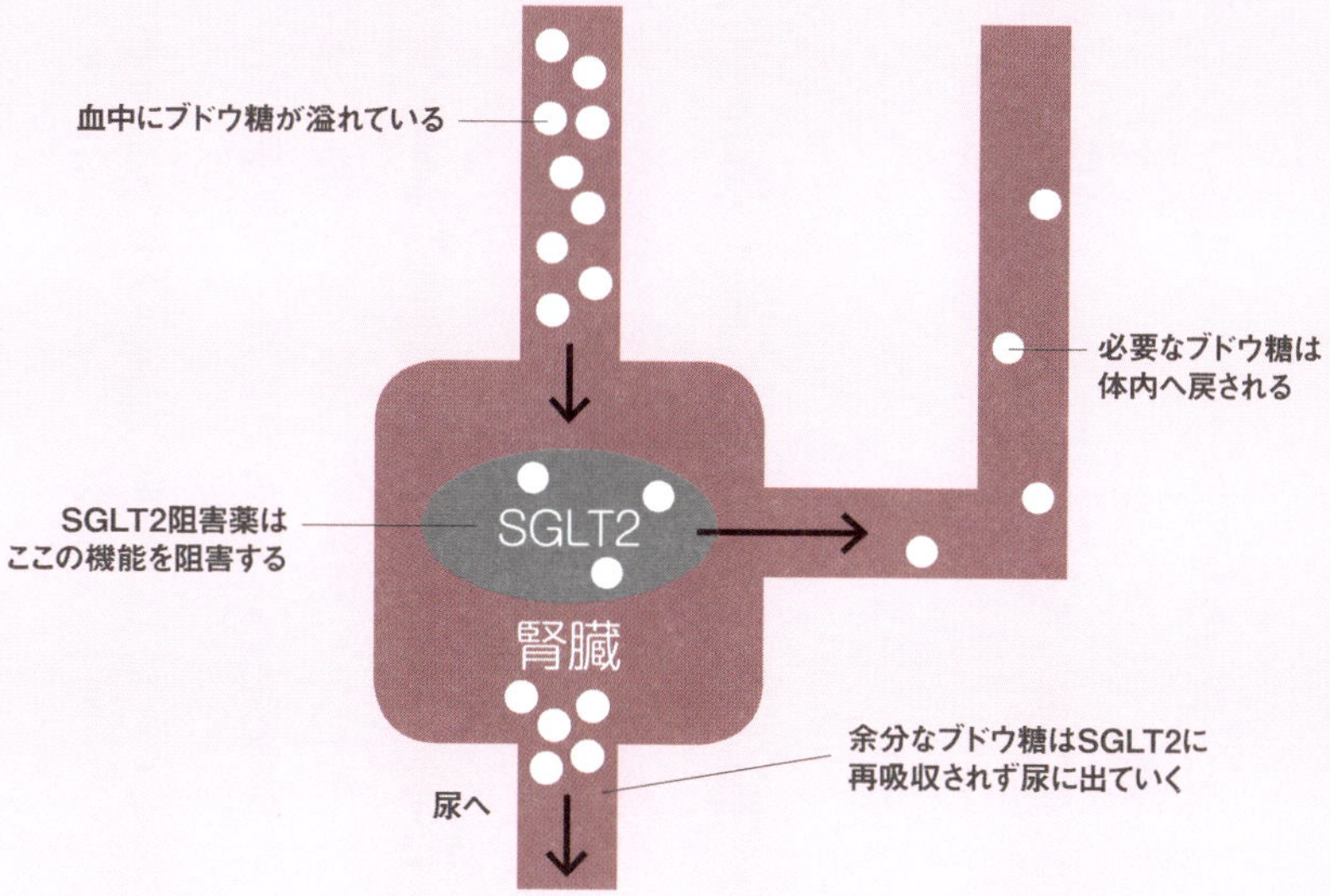

甘いペットボトル飲料は百害あって一利なし

子どもや若者にも危険性〝大〟

ペットボトルに入った甘い清涼飲料水は手に入れやすく、好きなタイミングで水分補給ができるため、世代や男女を問わず飲んでいる人が多くいます。しかし、飲み続けていると時に恐ろしい事態にもなります。

熱中症などを避けるために、医師がスポーツドリンクを勧める場合などもありますが、以前、熱中症になり、そういった指導を受けた女性が、その経験から部活をする息子さんに1・5～2リットルのスポーツドリンクを1年以上毎日持たせていた結果、息子さんは昏倒し、**重度の糖尿病である**ことがわかったケースもあります。

このケースに限らず、**糖質の多いペットボトル飲料の過剰摂取が原因で糖尿病を発症（ペットボトル症候群）**する10代の若者は増えており、日本に限らず世界的な問題にもなっています。

命に危険がおよぶ糖尿病の恐怖

糖質たっぷりのジュースやスポーツドリンクなどを日常的に大量に飲んだらどうなるでしょうか。万が一、糖尿病を発症し、インスリンが枯渇してしまうと、糖質を含む清涼飲料水を1本飲んだだけで血糖値は急上昇し、命の危険に陥る可能性もあります。脱水症状や、のどの渇きを潤すには、**糖質の含まれないお茶や水**を飲むようにしましょう。

ペットボトル症候群の発症イメージ

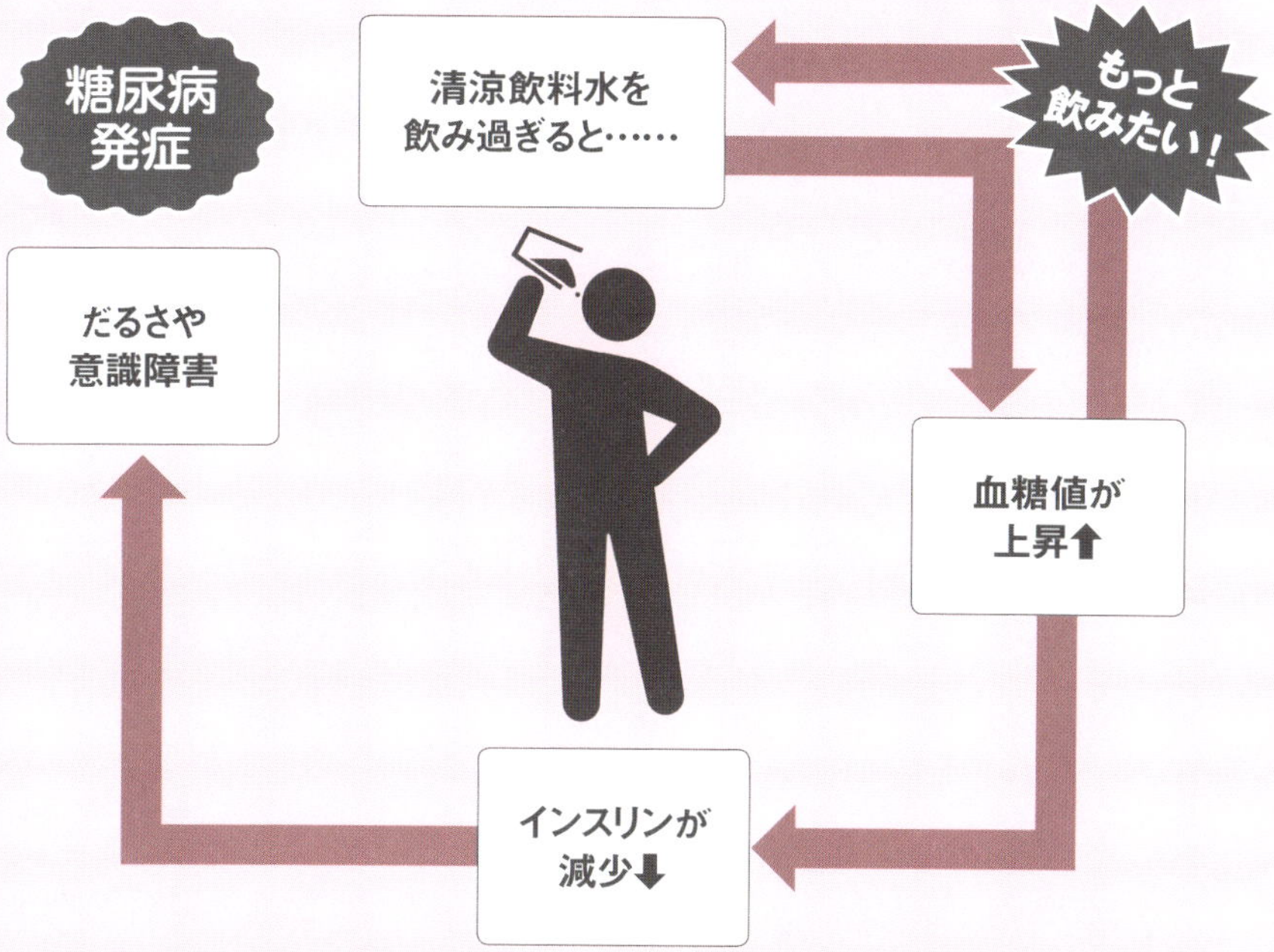
清涼飲料水を
飲み過ぎると……
もっと
飲みたい！
血糖値が
上昇⬆
インスリンが
減少⬇
だるさや
意識障害
糖尿病
発症

清涼飲料水500mlあたりの糖分量

飲み物の種類	糖質量	角砂糖で換算すると…
炭酸飲料水A	56.5g	約15個
炭酸飲料水B	57.5g	約16個
炭酸飲料水C	50.5g	約13個
スポーツドリンクA	31.0g	約９個
スポーツドリンクB	21.0g	約５個
紅茶系飲料A	35.0g	約10個
紅茶系飲料B	39.0g	約11個
コーヒー系飲料	19.9g	約５個
乳酸菌飲料	55.5g	約15個
天然果汁系飲料	55.5g	約15個

がんを引き起こす免疫力の低下

間違った食事が身体の自然治癒力をさげる

がん、糖尿病、心筋梗塞、脳卒中、うつ、認知症など多くの現代人を悩ませる病気や症状は免疫力の低下、つまり、身体の自然治癒力がさがることで起こります。そして、免疫力が低下してしまう大きな理由が、現代人の間違った食生活にあります。

先に挙げた病気や症状は、糖質過多の食事によって引き起こされるものばかり。さらに現代の食事は、添加物や農薬など〝人工的に作られた不自然なもの〟も多く、免疫力が正常に機能しないことで起こる、花粉症やアトピーといった症状の原因にまでなります。

増殖される〝誤った細胞〟

こうした病気・症状のなかでも、がんはその典型です。私たちの細胞は遺伝子のコピーによって一定期間ごとに新しくなっていきますが、発がん性物質などが原因で、ときに誤りが発生します。これが、がんの元です。

免疫機能が正常に働いていれば、こうした誤りを正し、がんから守ってくれますが、免疫力が低下しているとそうはいきません。間違った細胞が増えて、徐々に身体が蝕まれていくのです。**免疫力低下は万病の元。**身体が正しく機能するように、糖質過多など間違った食生活を見直していきましょう。

免疫力が病気を避ける

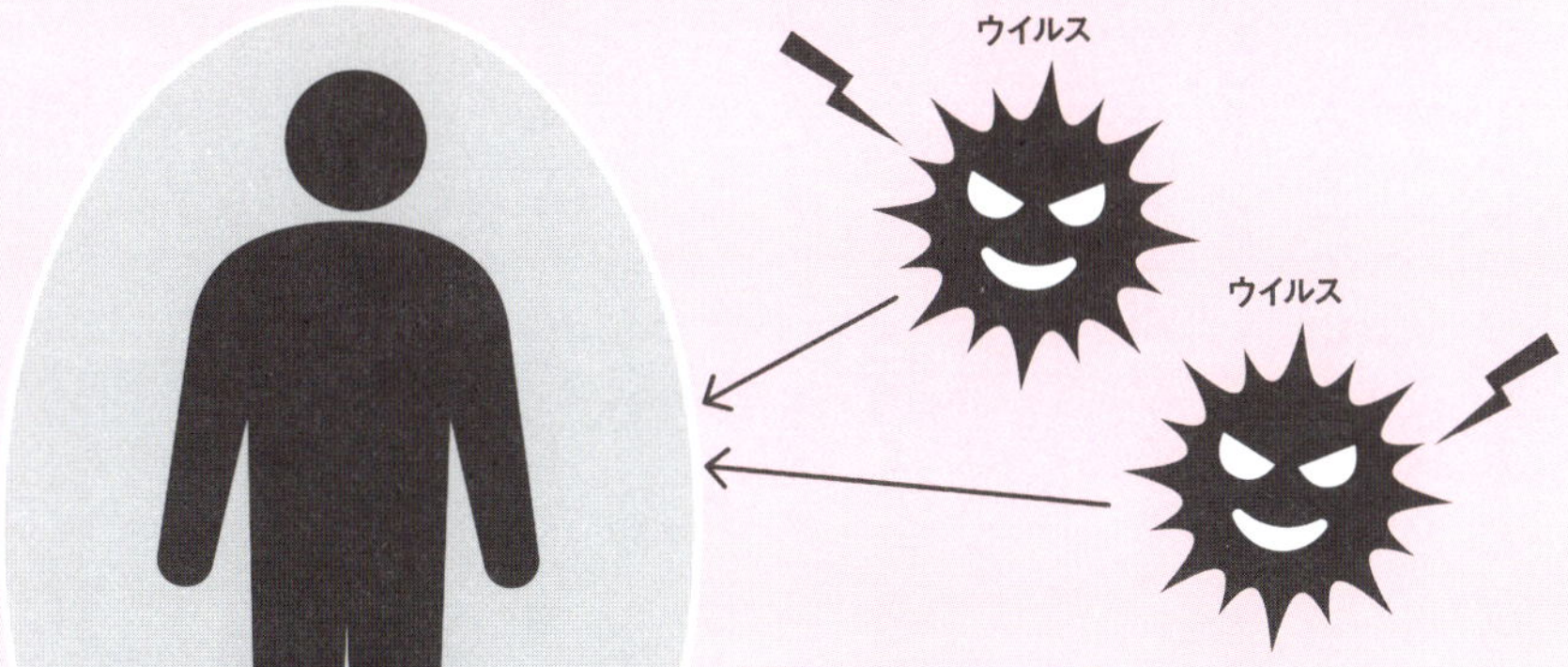

**免疫力が低下すると
身体を守れなくなる**

身体は免疫によってウイルスなどから守り、病気を防いでいます。これが低下するとあらゆる病気の可能性が高まるのです。

遺伝子のコピーエラーでがんが発症

通常の場合

コピーされて同じものができる。違うものができた場合は免疫力が除去

免疫力が低下している場合

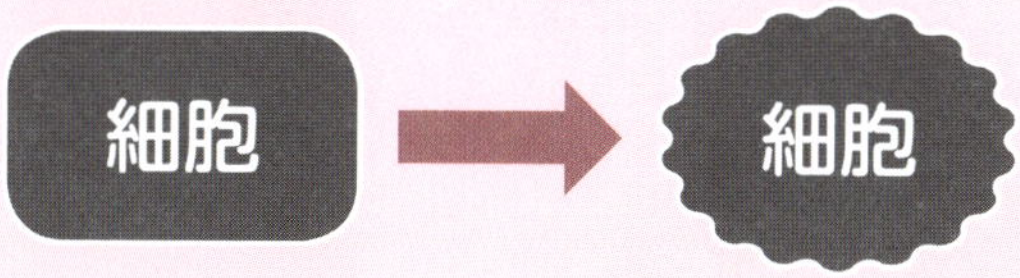

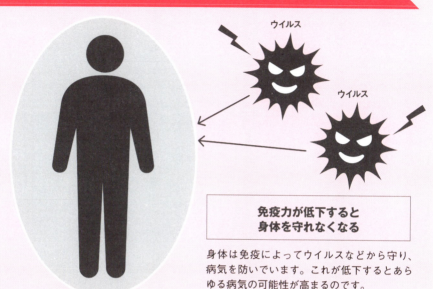

コピーに失敗して違うものができても見逃してしまう

通常は細胞は同じものをコピーするか、エラーが起きても免疫力が働いて除去してくれます。しかし、免疫力が低下するとチェックが間に合わず、失敗した細胞が増えてしまうのです。

卵は1日何個食べてもOK

コレステロールが上がるはウソ

健康に気を使う人であれば、コレステロールについても気にすることは多いでしょう。「卵は1日1個まで」といった昔の慣例を信じる人も多いのが現状です。動脈硬化を進行させるなど、健康に影響を及ぼす「悪玉コレステロール（LDL）」と、その値が高いほど長寿になると言われる「善玉コレステロール（HDL）」があることなどはご承知のことと思います。

しかし、そもそもコレステロールについて誤解している人が多いのも事実です。中でも「糖質制限をすると、肉や脂質の食事量が増え、**コレステロール値が高くなる」という俗説がありますが、これは全くのウソです。**2012年に権威ある医学誌の「The New England Journal of Medicine」に掲載された研究によれば、カロリー制限ダイエットと比べ、**糖質制限ダイエットをした場合は、悪玉コレステロールの値が、善玉コレステロールに対して相対的に低くなる**という結果が出ています。むしろ改善するのです。そしてもうひとつ、コレステロールの8～9割は、体内の肝臓で作られるもので、食べ物から摂取するのはわずかに過ぎません。また、食べ物で入ってきたコレステロールの量によって肝臓が作る量のバランスを取るため、基本的には卵をたくさん食べたからといってコレステロール値が上がるという影響はありません。

コレステロールを正しく知ろう

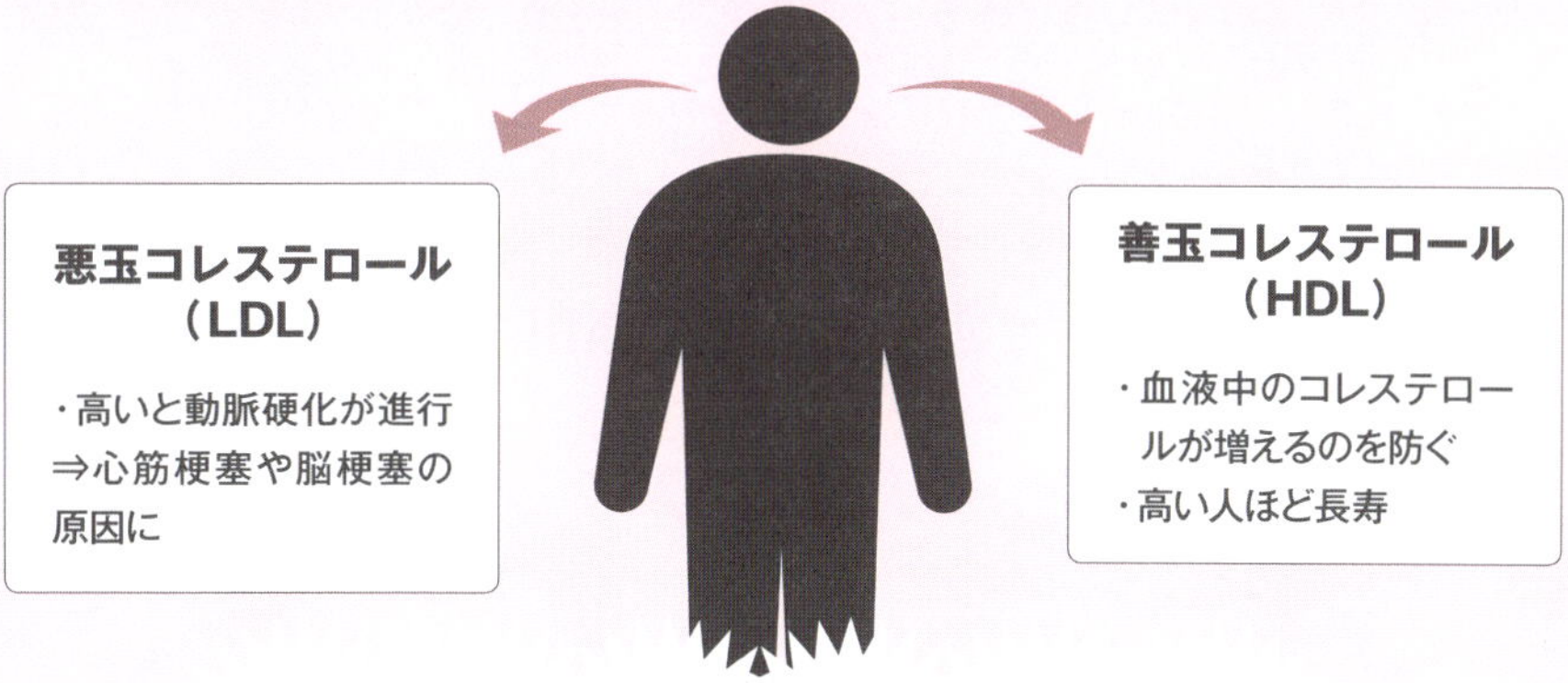

コレステロールのおおよそは肝臓で作られ、
食事で摂り過ぎた分は肝臓が作る量を調整する
⇓
食べても影響なし！

卵は栄養的に優れた食べ物

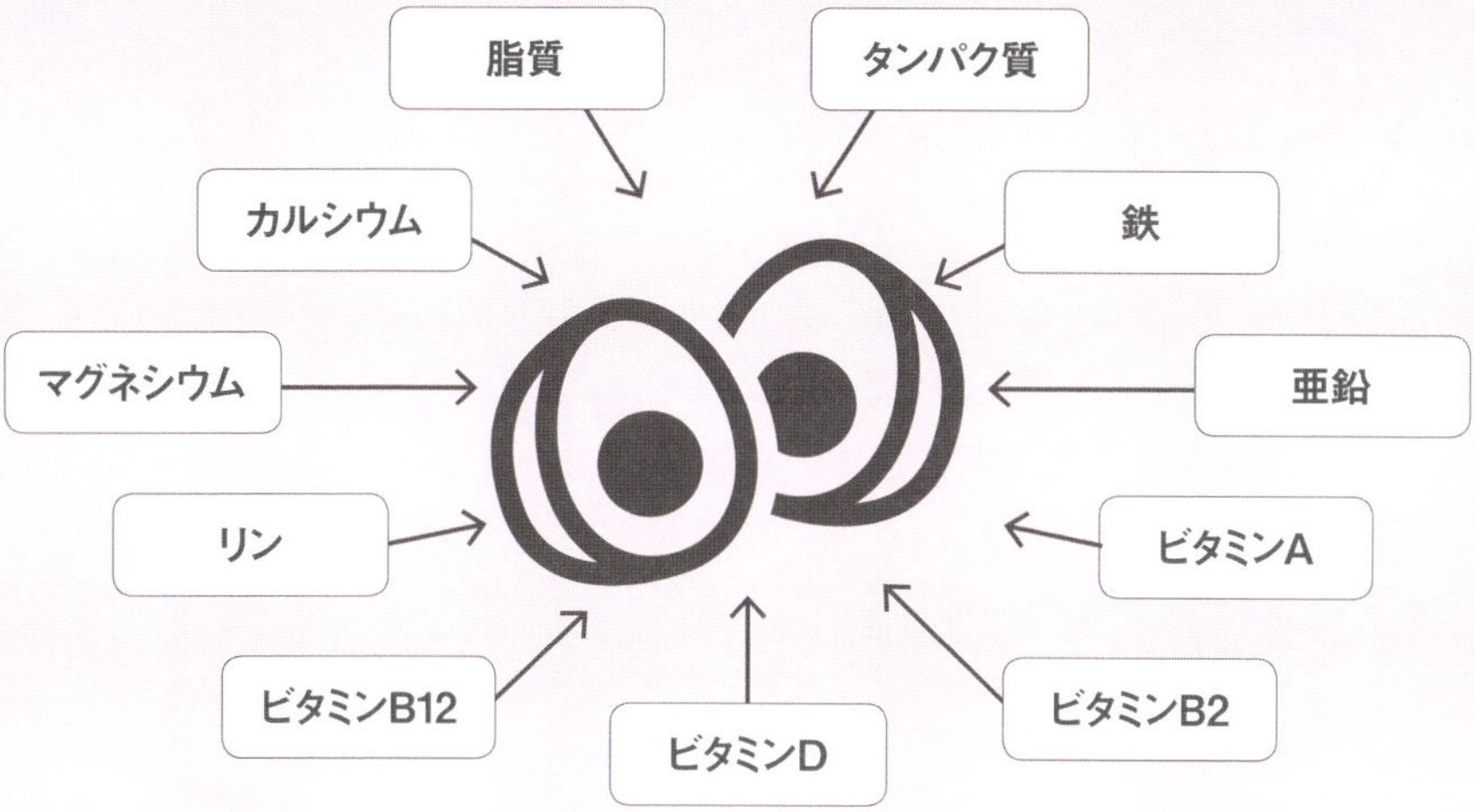

コラム

どっちを選ぶ？

お酒や食事のシーンで、ドリンク類は欠かせません。ここではドリンクを選ぶときのポイントを抑えておき、みんなと楽しみましょう。

ドリンク飲むならこっち!

ビールvsワイン

白、赤ワインともに少量の糖質を含みますが血糖値を下げる効果などが期待でき、なかでも辛口はより低いのでオススメ。ビールは醸造酒で糖質を多く含み、大量に飲みやすいので避けましょう。

コーヒーvsコーラ

砂糖なしのコーヒーなら、糖質は低めでオススメですが、砂糖入りになると高糖質でNGです。コーラは甘く、糖質がたっぷり含まれているので、飲まないように気を付けましょう。

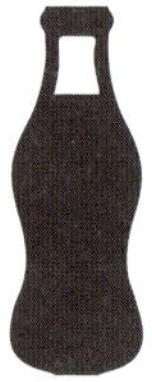

ウィスキーvs梅酒

梅酒は果糖や砂糖を多く含む果実酒で、高糖質。一方のウィスキーは蒸留酒でほとんど糖質がありません。何かで割るときは、甘みの入っていない炭酸水などがいいでしょう。

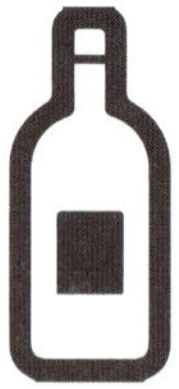

第3章

糖質制限の実践

日本食は「ヘルシー」は大きな間違い！

お米をたくさん食べると長生きできない⁉

その美味しさに加えて、盛り付けや見た目の美しさなど、世界でも高く評価されている日本の食事。とくに海外では、**和食は「ヘルシー」であると思われていますが、これは誤った認識**です。

たとえば、日本人の主食であるご飯。**標準的な大きさの茶碗一膳ぶん（約150g）に含まれる糖質量は、なんと約55g**もあります。ですからごはんを大量に食べることは決してヘルシー（健康的）ではありません。

事実、36年間にわたって日本各地の長寿者が多い村と、反対に短命者が多い村を訪ね歩き、その生活様式を調査した東北大学名誉教授の近藤正二医学博士は、著書の中で**「ごはんをたくさん食べている」ほど、短命**であると指摘しています（『日本の長寿村短命村』／サンロード刊）。

さらに博士は、「魚ばかりで野菜が少ない」「果物を多く摂っている」「肉の食べ過ぎ」「塩分を摂り過ぎている」ような村は短命である、ともしています。

日本の朝食といえば、白いご飯、味噌汁、漬物、焼き魚といったメニューが定番ですが、実はこうした食事には、**短命の要素である糖質と塩分がたっぷりと含まれています。**つまり、和食は必ずしも「ヘルシーで健康にいい」とは言えないのです。

日本人の食事は糖質多め

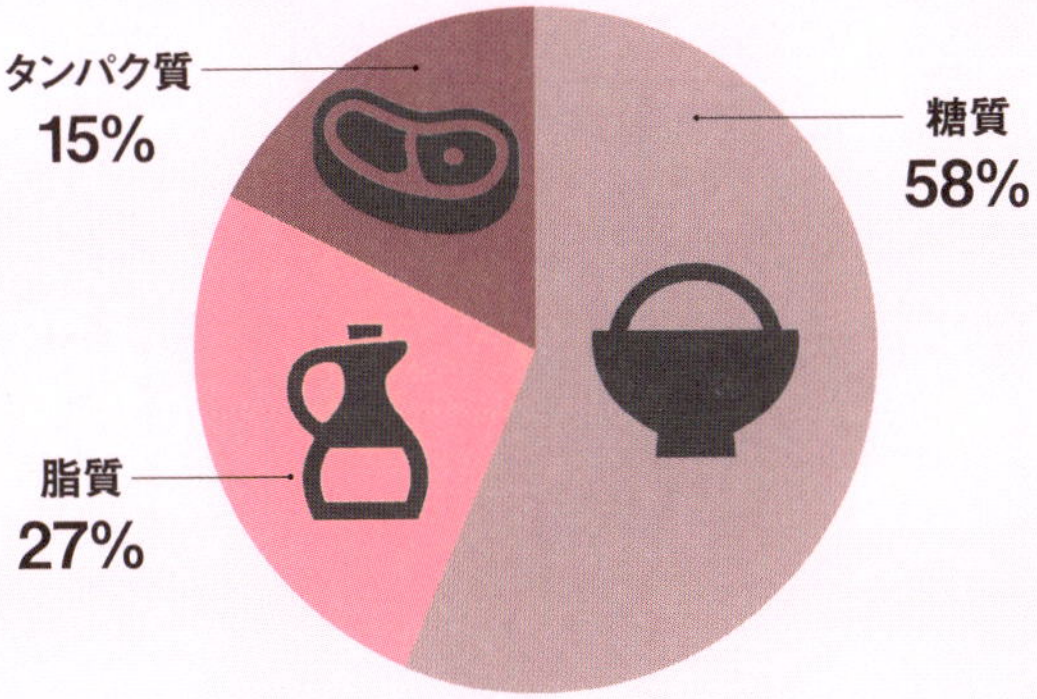

左のグラフは、一般的な日本人の1日の食事のうち、エネルギーとなる栄養素の内訳を示したものです。ご覧のとおり、糖質が半分以上占めています。これは肉や魚、野菜を使ったおかずに対し、米やパンなどの主食がより多く食べられているためです。

和食が好ましくない理由

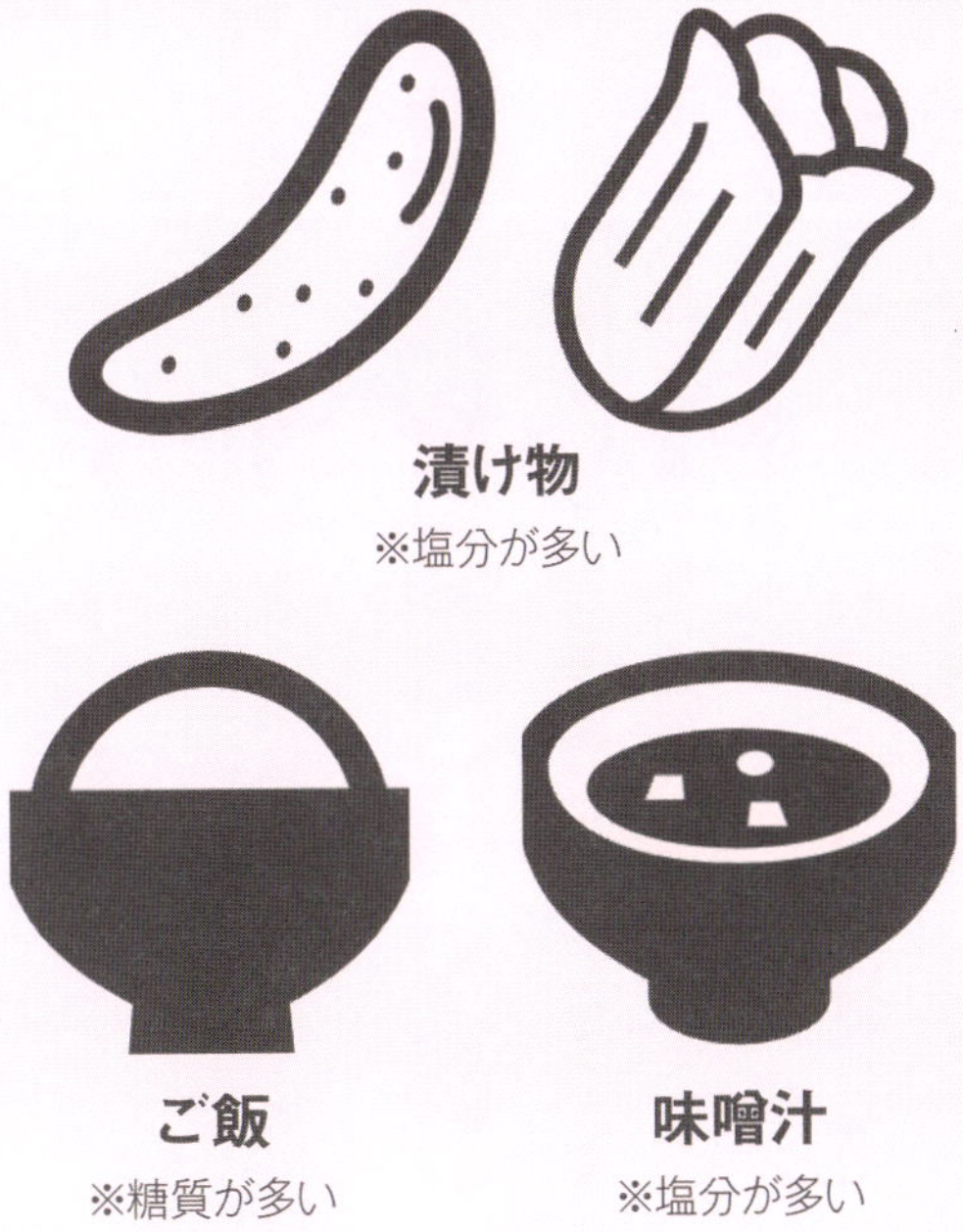

味噌汁や漬物、塩や醤油で味付けされた焼き魚など和食は塩分が高めになりやすい。塩分の摂り過ぎは身体に毒なので、糖質とともに摂り過ぎに気を付けましょう。

塩分の摂り過ぎ

↓

血圧の上昇

↓

腎臓が弱る

米を抜いて肉や魚をガッツリ食べる

新鮮な素材をシンプルに食べよう

日々の食事で効果的に糖質を抑えるもっとも簡単な方法は、**糖質を多く含んだご飯やパン、麺類といった主食を食べない**ことです。とくに夜は糖質を避けるのが理想です。代わりに肉や魚といったタンパク質を多く含む主菜をガッツリ食べてお腹を満たしましょう。肉を食べる場合は、牛・豚・鶏なんでも構いません。ただし、**和牛の霜降りのように人工的に太らせた肉は注意。**こうした肉を多く食べると、コレステロールが上がり、心筋梗塞などにつながります。食事で摂るコレステロールはある程度は許容できますが、食べ過ぎは禁物と覚えておきましょう。

赤身肉と魚介類をよく噛んで

オススメなのは余分な**脂肪のない赤身肉です。魚介類も刺身のように新鮮なものを**シンプルに食べるのが正解です。

なお、食べるときは、**一口につき30回は噛むように**しましょう。時間をかけてゆっくり食べれば、脳の満腹中枢に「お腹いっぱい」というシグナルが送られるため、食べ過ぎを避けることができます。周囲に合わせず、自分のペースでよく噛んだほうが身体にいいのです。

上手な主菜の選び方

積極的に食べたい主菜

肉類

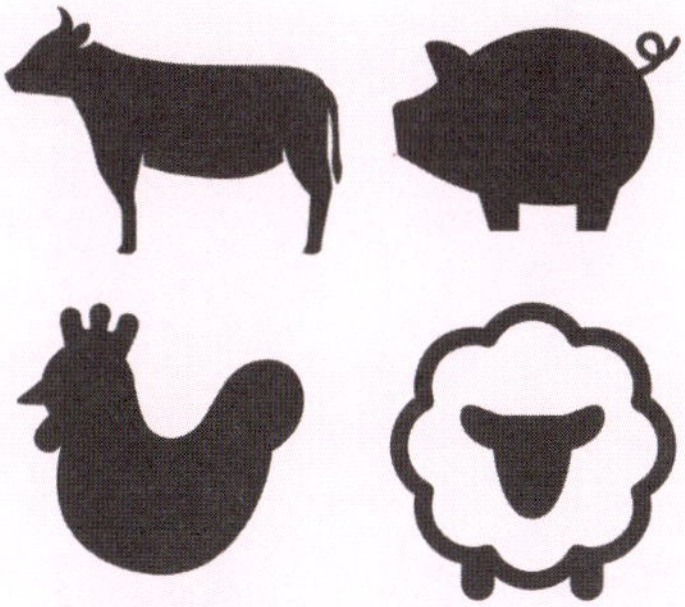

牛肉、豚肉、鶏肉、羊肉など、加工品ではない新鮮な肉類。

魚類

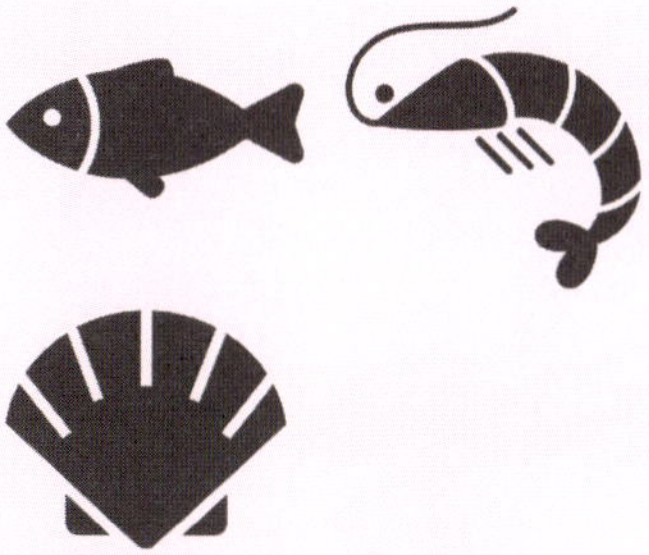

魚類のほか、海老や蟹などの甲殻類、貝類など。

あまりオススメできない主菜

加工品全般

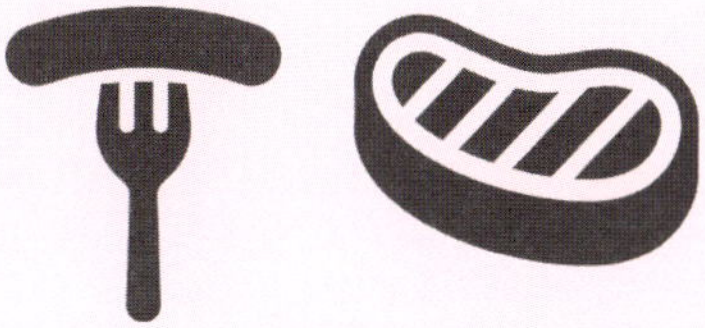

ハムやソーセージなどの加工肉は食品添加物も多く、オススメできません。また、霜降り肉のように人工的に太らせた肉を多く食べると、コレステロールが上がり、心筋梗塞などにつながるので要注意です。

調理のしかたも重要

糖質オフを意識するなら過度の味付けはせず、シンプルに食べるのがベスト。お刺身やしゃぶしゃぶはオススメです。

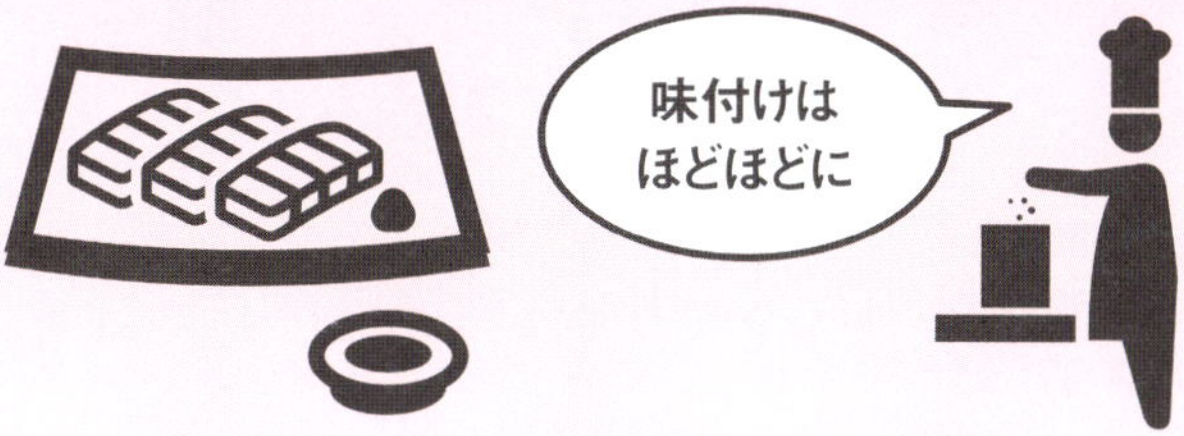

夜は糖質ゼロを目標にする

夜になるほど厳しい糖質制限を！

朝昼夜の食事配分は「3：5：2」が理想です。**日中はある程度の糖質を摂っても、そのあとに忙しく働くことで、太るリスクは減らせます。**しかし、夕食にたっぷりの糖質を摂り、そのまま寝てしまうと、ほとんど動かないため、肥満になりやすいのです。

できれば糖質に関しては「夜は一切摂らない」くらいの心構えでいたいところ。もちろん、現実には会社に勤めていると、接待や宴会などもありますから、なかなか糖質をゼロにするというのは難しいところでしょう。

ただ、そういった場合でも、シメのご飯やデザートは口にしないなど、できるだけ糖質を摂らないようにすることが大事です。また、飲むとどうしてもシメのラーメンが食べたくなりますが、当然ながらこれは厳禁です。

主食を食べないと物足りなそうと思うかもしれませんが、ご飯やパンといった糖質を減らしても、タンパク質が豊富なおかずを食べると満足できます。

オススメは豆腐などの大豆食品で、これらは優れた植物性タンパク質です。ご飯の代わりにと、肉や魚といった動物性タンパク質ばかり食べ過ぎると、コレステロールが上がってしまいます。**豆類などの植物性タンパク質と半々ぐらいにする**のがベストです。

1日の食事で食べる割合

朝 3割

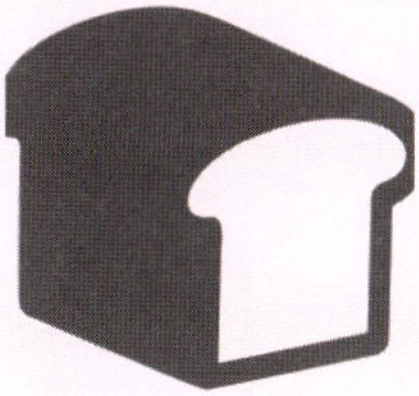

ご飯やパンを食べたい場合は、朝食に摂るのがベストです。これから1日働くのですから、ブドウ糖も使われてしまいます。

昼 5割

昼食はしっかり食べて構いませんが、糖質はできるだけ抑えたいところ。丼物や麺類ではなく、主菜や副菜のつく定食を食べましょう。

夜 2割

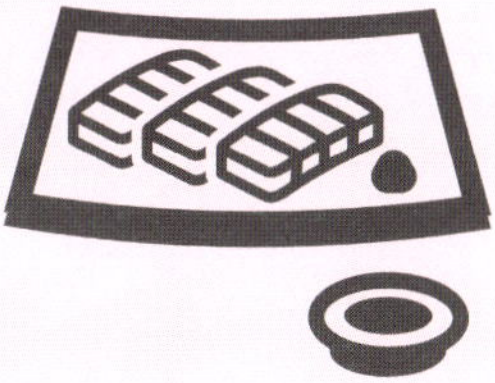

夜は食べる量を減らすだけでなく、糖質も一切摂らないのが理想。宴会などの場合でもシメのご飯や麺はパスしたいところです。

主食の変わりに食べると良いもの

調理して主食の代わりに

木綿豆腐

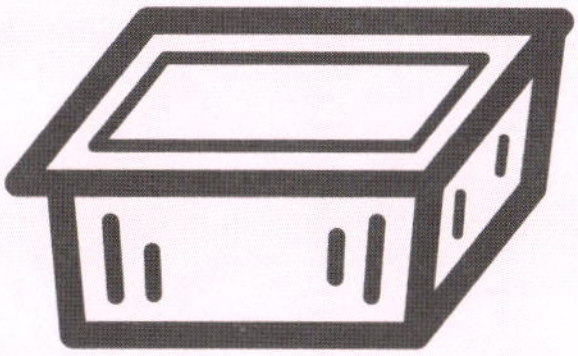

ご飯の代わりには木綿豆腐がオススメ。ボリュームもあり、量を食べたい人にぴったりです。

しらたき

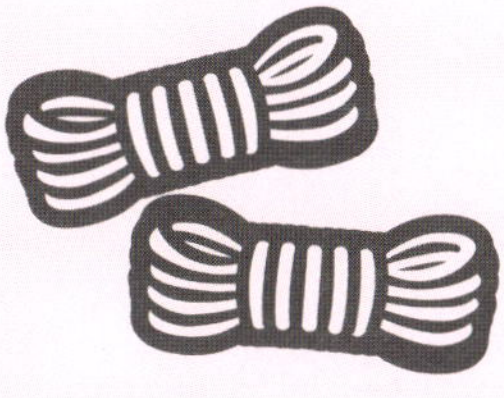

しらたきは軽く茹でて臭みを抜けば、麺の代わりに使えます。焼きそばなどの炒めものにも。

ちょこちょこ食べたほうが太らない！

同じ量なら5食や6食に分けたほうがよい

食事は朝昼晩の1日3食が理想で、ちょこちょこと1日に何度も食べるのは、肥満につながると思っている人も多いでしょう。確かに朝昼晩としっかり食事をし、そのうえでお菓子などもガンガン食べていれば、当然ながら太ります。

しかし、同じ量であれば、まとめて食べるよりも、ちょこちょこと分けて食べたほうが太りません。つまり、**朝昼晩で食べている量を、5回や6回に分けて摂ったほうが、より太りにくくなる**のです。

反対に一番ダメなのは、空腹でどかんと糖質を摂ってしまうことです。たとえば、「忙しくて朝、昼と食事抜きだったので、夜にまとめて牛丼をどか食いする」なんていうのは、肥満へまっしぐらな最悪のパターンといえます。

肥満にならないためには、血糖値が激しく上下しないよう、上手にコントロールすることがとにかく大切です。**空腹を感じたら、適切な分量の食品を摂って、血糖値が上がり過ぎないようにコントロール**していきましょう。

「ダイエットのために昼食を抜いたけど、お腹が空き過ぎて夜に多めに食べてしまった」というのは、無意味どころか、むしろ害でしかありません。間食を上手に利用していくことが、肥満を防ぐための賢い食事術と言えるのです。

糖質を一気に摂ったときと少しずつ摂ったときの違い

グラフは、50グラムの砂糖を水に溶いたものを5分以内に一気に飲んだ場合と、3時間半かけてちびちび飲んだ場合の血糖値とインスリン分泌量の変化を比較したもの。これを見ると、一気に飲んだほうが血糖値も急上昇し、それを抑えるためにインスリンも大量に分泌されます。このデータからも、どか食いはインスリン分泌量を増やし、肥満につながりやすいということがわかります。

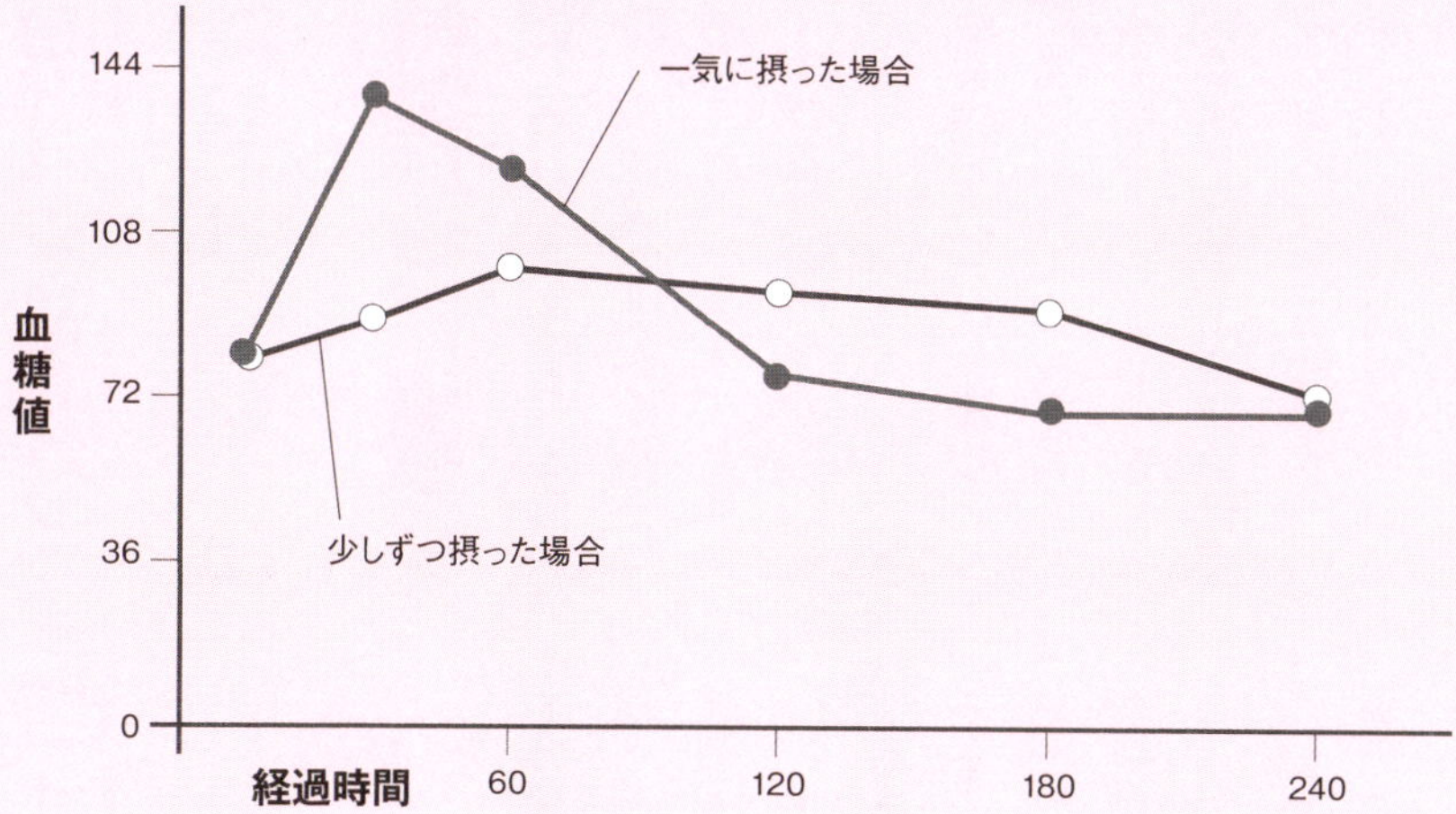

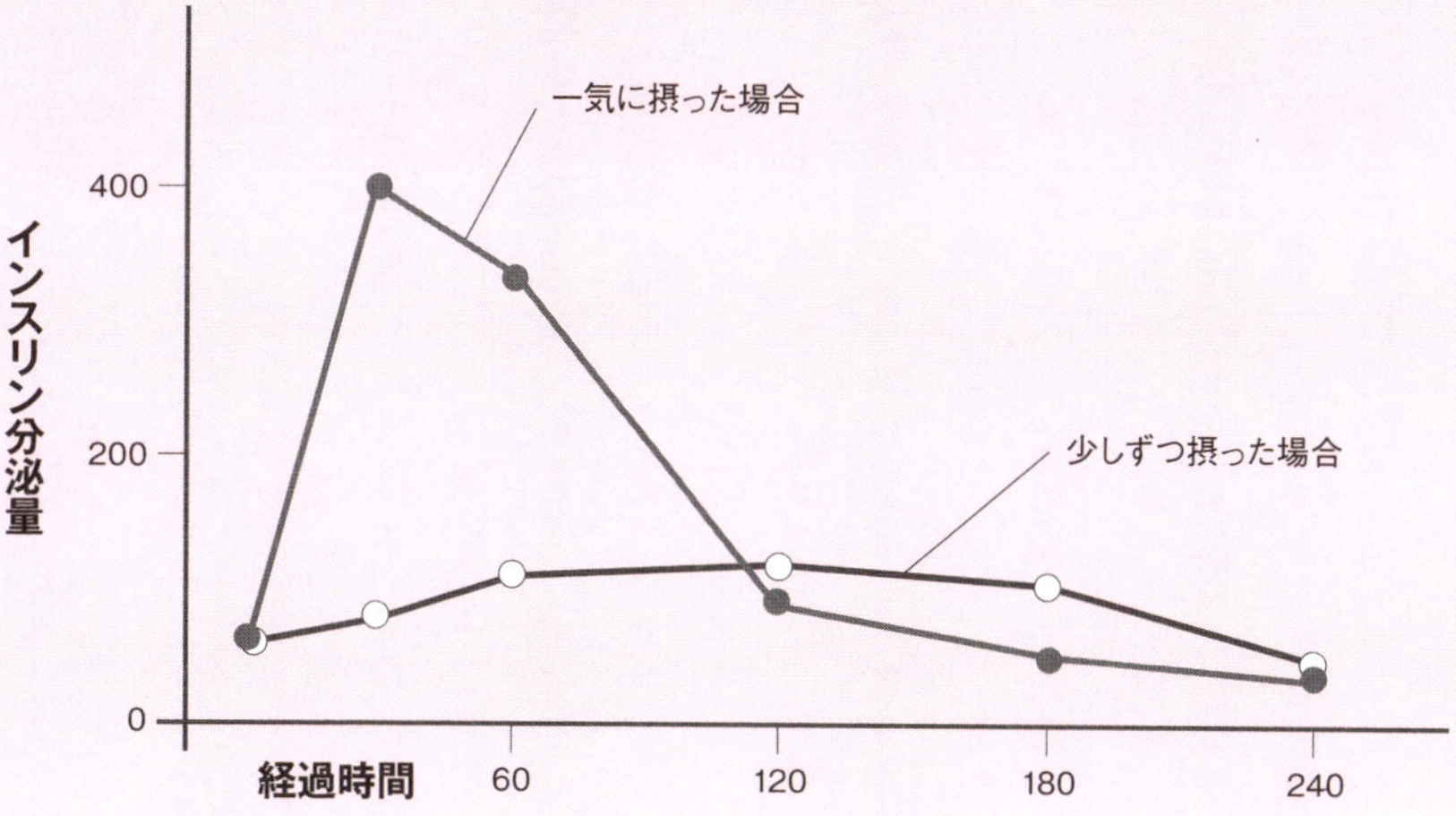

出典：Diabetes Mellitas A Fundamental and Clinical Text 第2版

いい脂質を摂ることは健康につながる

いたずらに脂質を避けるのは禁物

「カロリーが高いものを食べると太る」と思い込んでいる人にとって、脂質はなるべく摂らないほうがよい食材と考えられています。しかし、**肥満の原因は血糖値を上げる糖質**ですから、これは誤りです。

そもそも、**いい脂質を摂ることは健康にとって大切な要素**です。脂質は単にエネルギー源としてだけなく、細胞膜の成分としても欠かせないものです。私たちの身体にはおよそ37兆個の細胞がありますが、そのすべてを被う膜の成分となっているのが脂質です。それだけに、いい脂質を摂ることはとても重要なことなのです。

では、どのような脂質を摂ればよいのかというと、現在は不飽和脂肪酸の**「オメガ3」と「オメガ9」の摂取が推奨**されています。具体的には、普段から調理にはオリーブオイルを用いた青魚を食べるようにするのがオススメです。

一方で、リノール酸など「オメガ6」に分類される脂は動脈硬化、マーガリンなどに含まれるトランス脂肪酸は心筋梗塞を進めることが明らかとなっています。また、開封した古い油も老化現象の主たるものである「酸化」が進むので、口に入れないのが賢明です。お得だからと、つい大瓶を買ってしまいがちですが、**小さな瓶を早めに使い切ることが賢い方法**なのです。

脂質は万能エネルギー源

身体を作る3つのエネルギー源

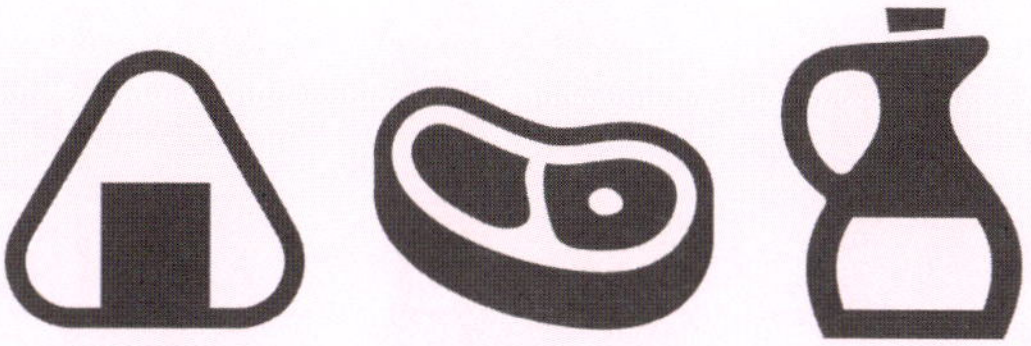

身体を作るエネルギー源は「糖質」「タンパク質」「脂質」のうち、「脂質」はその6割以上を担っています。良質な脂質は糖質制限の強い味方となります。

身体にいい脂質、悪い脂質

■脂肪酸の種類

飽和脂肪酸	長鎖脂肪酸	牛肉や豚肉の脂身、バターなどに含まれる
	中鎖脂肪酸	ココナッツオイルやパーム油に含まれる
不飽和脂肪酸	オメガ3系脂肪酸	えごま油、亜麻仁油、青魚などに含まれる。動脈硬化や認知症予防の効果も期待されている
	オメガ6系脂肪酸	コーン油、大豆油などに含まれる。加工食品に多く使われ、過剰に摂ると生活習慣病の原因にも
	オメガ9系脂肪酸	オリーブオイル、べに花油などに含まれる

毎日摂りたい脂質

オメガ3系脂肪酸

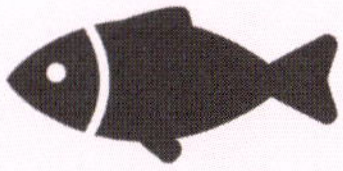

適度に摂りたい脂質

オメガ9系脂肪酸

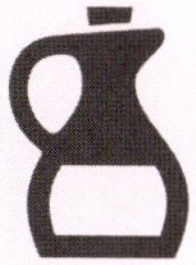

お酒は飲んだほうがいい！

ワインや蒸留酒は血糖値を下げる

「お酒はカロリーが高く、肥満の原因になるから控えたほうがよい」という風潮があります。

しかし、肥満の原因はカロリーではなく糖質ですから、**「太り気味だからお酒を控えるべき」というのは大きな誤解**です。むしろ、お酒をまったく飲まないよりは、適度に楽しんだほうが、血糖値が上がらず太らないというエビデンスがあります。ただし、ビールや日本酒、紹興酒は糖質を多く含むので、**飲むならワインや蒸留酒（焼酎やウイスキー）にしましょう。**

とくにオススメなのはワインです。たとえば、190人の糖尿病患者をふたつの群に分け、一方には夕食時にワインを、もう一方にはノンアルコール飲料を飲んでもらう実験では、翌朝の空腹時血糖値が、ワインを飲んだ群のほうが平均22も低いという結果が出ています(DiabetesCare30:3011-6,2007より)。

また、白ワインにはやせる効果があるとする論文があるほか、2015年のヨーロッパ糖尿病学会では、「ワインを1日150ミリリットル飲むと血糖値が改善される」という発表もありました。

もちろん、お酒に弱い人が無理して飲む必要はありませんし、飲み過ぎには注意が必要ですが、**食事とともに適量の飲酒を楽しむことは、肥満対策に効果がある**のです。

お酒が血糖値に与える影響

グラフは、健常者を白いパンを食べる群、ビールを飲む群、ワインを飲む群、ジンを飲む群に分け、血糖値とインスリン分泌量の変化を比較したもの。これを見ると、糖質の含まれるパンとビールが血糖値が上がるのに対し、蒸留酒のジンはほとんど血糖値が上がらず、ワインはむしろ血糖値が下がっていることがわかります。

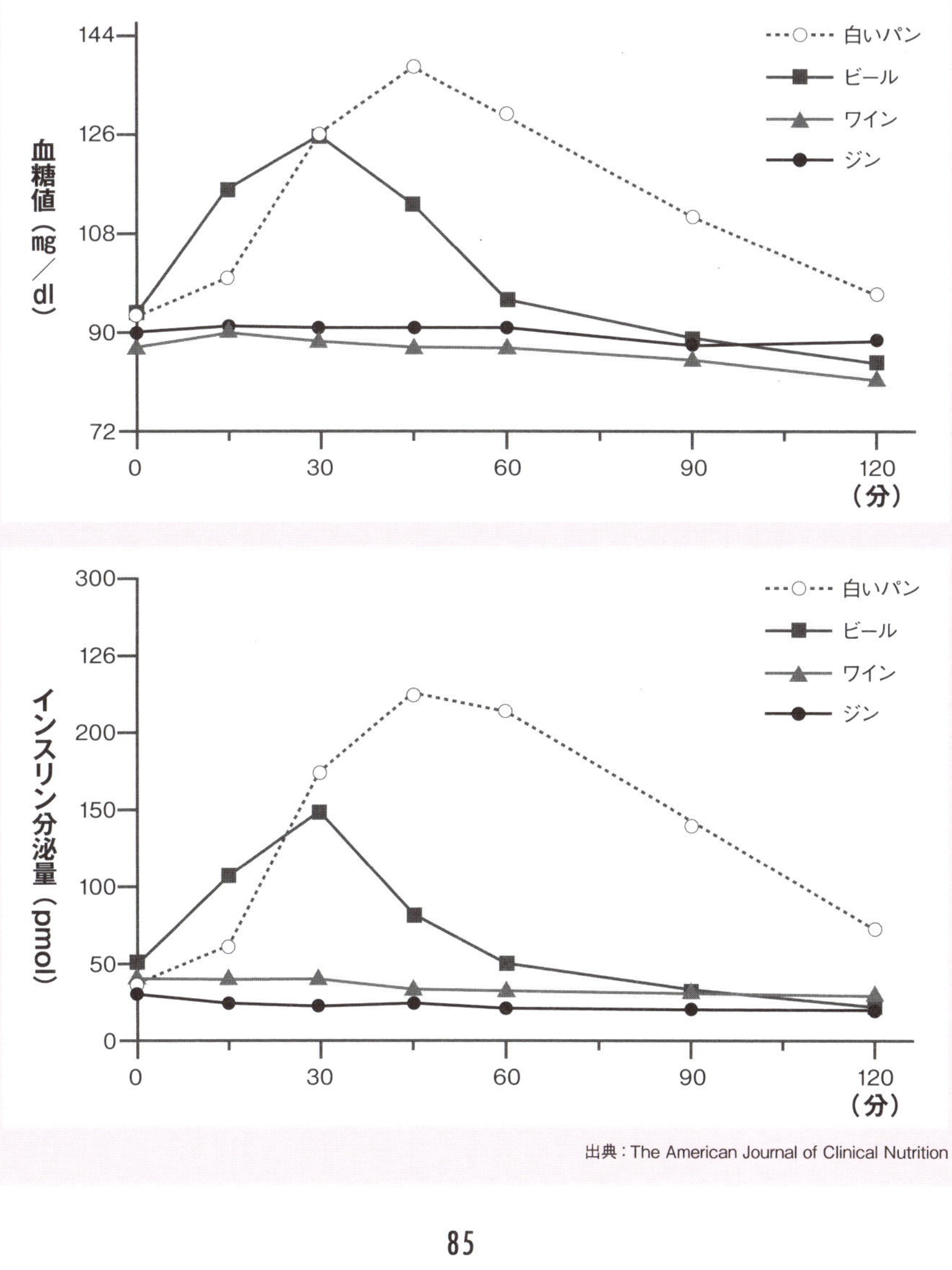

出典：The American Journal of Clinical Nutrition

色鮮やかな加工肉は危険

発がん性のある食べ物とは？

食べ物の発がん性については立証が難しく、現在「発がん性がある」と疑われている食べ物が、本当にがんと因果関係があるのかの証明はすぐに症状が出る訳ではないのでなかなかできません。

ただ、そうした中で、すでに**発がん性が明らか**になっている食べ物もあります。それは、**ハム、ソーセージ、ベーコンなどの加工肉**です。これらに発がん性があることは、WHO（世界保健機関）によって発表されています。具体的には日持ちさせるために必要な防腐剤や、見た目をよくするために使われる発色剤など。これらが含まれていない加工肉は、茶色で見た目は美味しそうに見えないため敬遠されてしまいがちです。

逆に見た目が鮮やかな加工肉は、スーパーなどでも普通に売られており、販売に規制がかかったりはしていません。加工肉を食べるかどうかは、あくまで消費者個人の判断に委ねられているのが現状です。

なにを食べるかは個人の自由ですが、こうした加工肉はもちろん、それ以外の**発がん性が疑われている食品については、徹底的に避ける**ことをオススメします。

ハム・ウインナーなどの加工肉は食べないのが賢明

ハム、ソーセージ、ベーコンなどの加工肉に発がん性があることは、ＷＨＯ（世界保健機関）によって発表されています。また、こうした加工肉には、食品添加物も多く使われているため、健康のことを考えるなら口にしないようにするのが賢明です。同様に、さつま揚げやかまぼこといった魚肉の練り物も食品添加物が多いので注意が必要です。できるだけ加工肉ではなく、生の新鮮なお肉を摂るようにしましょう。

危険な加工肉の例

ハム　ソーセージ　ベーコン

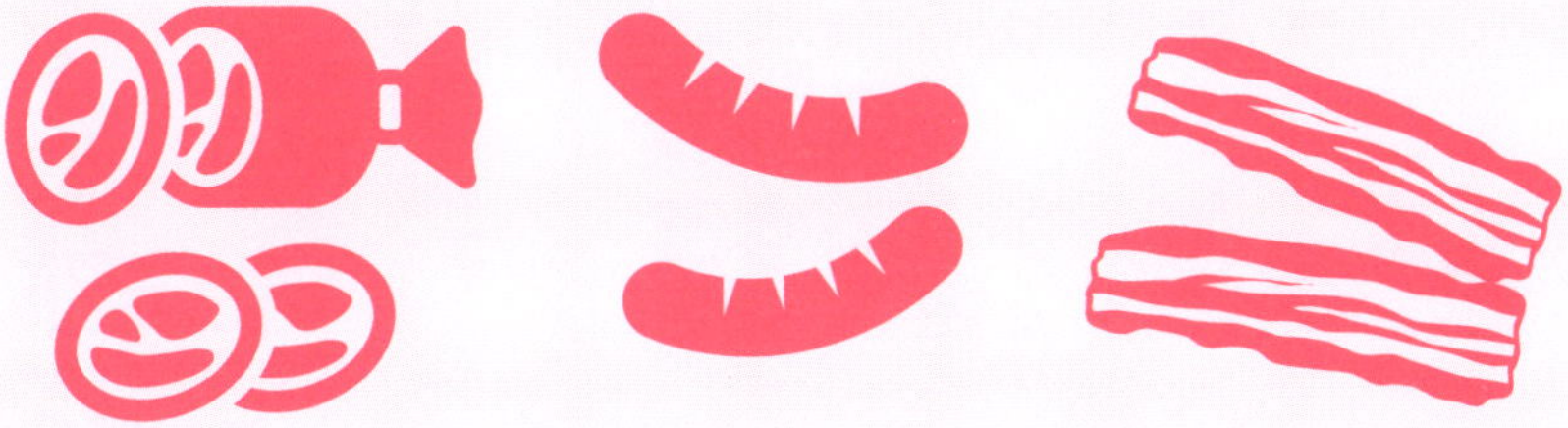

・見た目がピンク色
・長持ちする

→ 亜硝酸塩　防腐剤

安全な加工肉の例

ハム　ソーセージ　ベーコン

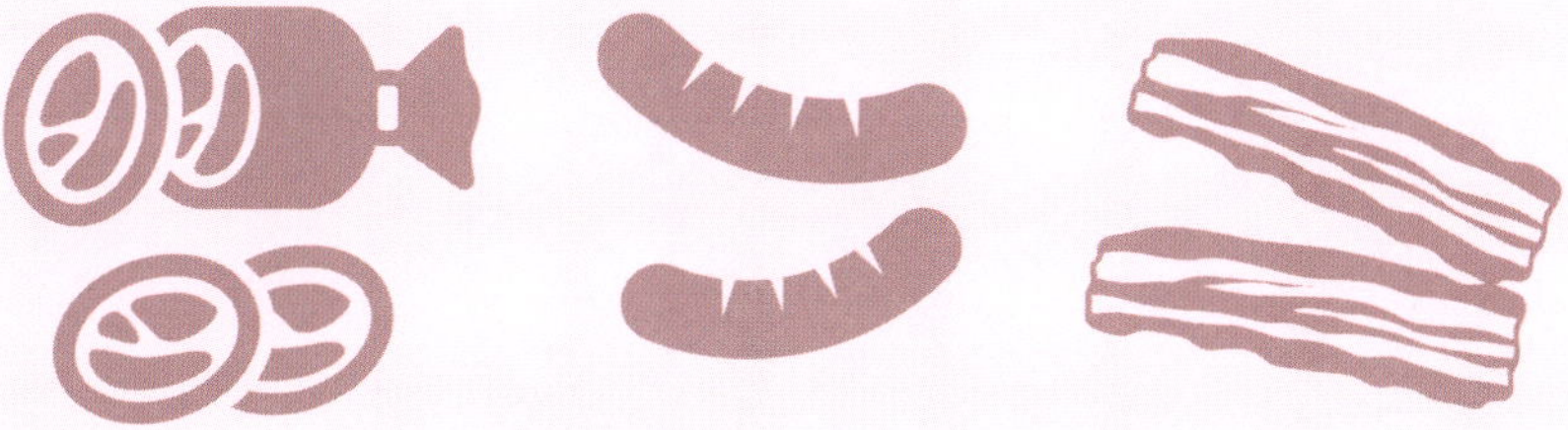

・見た目が茶色っぽい　・長持ちしない

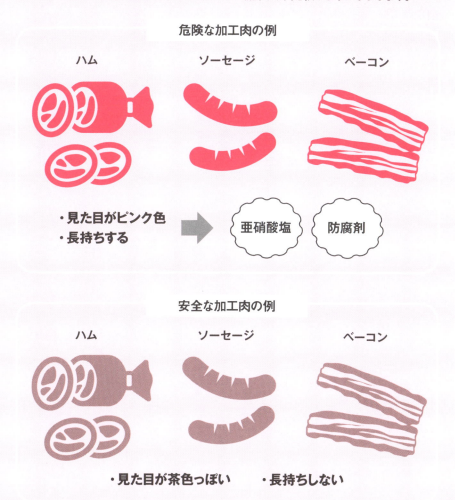

やせたいなら水をたっぷり飲む

ジュースや缶コーヒーは避け、質の良い水を

ダイエットをしている方はもちろん、普段からできるだけ水を飲むのがオススメです。

水をたくさん飲むと、それによって単純に血中の糖の濃度が薄まり、それだけで血糖値が下がります。血糖値の上がり過ぎが肥満の原因であるので、**水をたくさん飲むことは、それだけで肥満防止**につながります。

また、水をこまめにたくさん飲み、常に体内を新鮮な水に入れ替えておくことは、健康を保つことにもなります。細胞の代謝には水が必要ですが、このとき古い水よりも新鮮な水のほうがよいからです。**目安としては、1日2リットルは飲んでもいい**と思います。

一方、同じ水分でも缶コーヒーや清涼飲料水、ジュースなどを飲むのは避けるべきです。これらは人間本来の消化・吸収システムを無視したものであり、糖質を摂る手段としても最悪の方法といえます。はっきり言いますと、**清涼飲料水などの甘い飲み物などは、人間が生きるためには必要がまったくなく、健康にとって害になることはあっても、いいことなどひとつもありません。**

もしダイエットされている方で甘い飲み物などを飲んでいる人がいるのであれば、いますぐやめて、代わりに質のいい水をたっぷり飲むようにしましょう。

毎日2リットルくらいの水分補給を

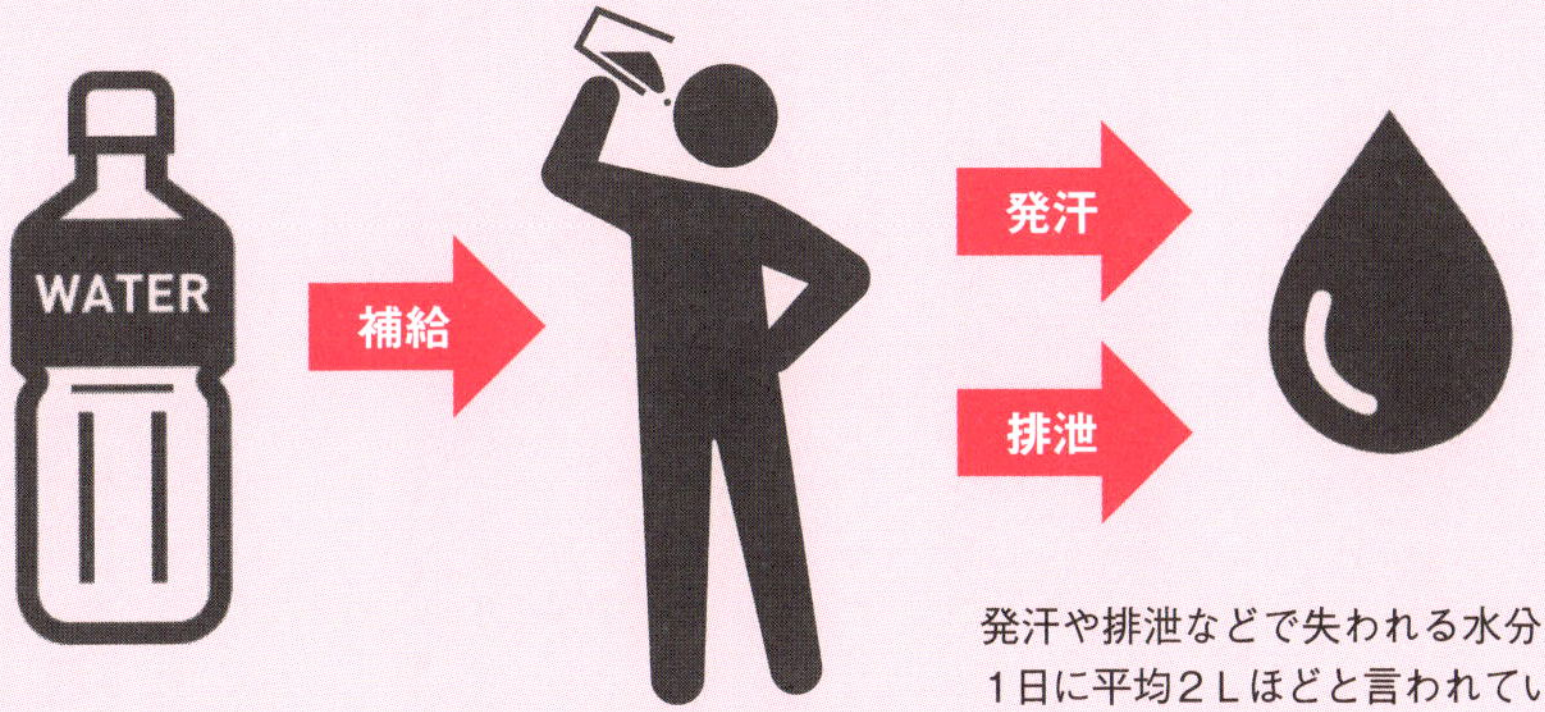

発汗や排泄などで失われる水分量は、
1日に平均2Lほどと言われています。

軟水と硬水の違い

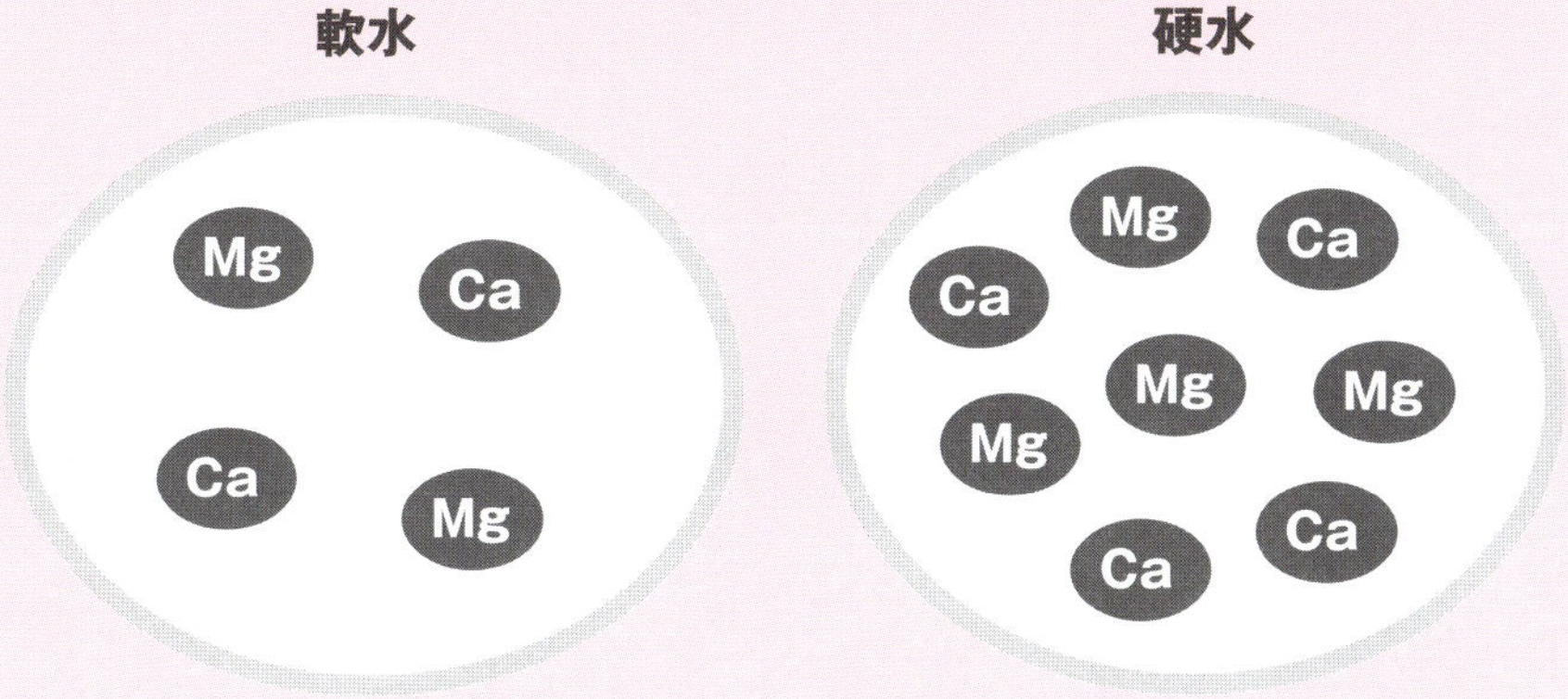

カルシウムとマグネシウムの含有量が少なく、お腹や肌にやさしいのが特徴です。日本の水のほとんどは軟水です。

カルシウムとマグネシウムの含有量が多く、動脈硬化の予防や、便秘解消などの効果が期待できます。

寝る4時間前までに食事を終える

夜遅くに食事をするのは病気の元

私たちの身体は食べたものが完全に消化・吸収を終えるまでに4時間程度かかります。ですから、**夕食は寝る4時間前までに終えるようにするのがベスト**です。

食事をしてすぐに寝てしまうと、まったく動かないためブドウ糖が溜め込まれ肥満につながります。さらに夜遅くに食事をする習慣は「インスリン抵抗性」を引き起こしやすいこともわかっています。

インスリン抵抗性とは、簡単にいえば「インスリンの効き目が悪い状態」のことです。この状態が続くと、血糖値の上昇を抑えることができなくなり、糖尿病になるリスクが高まってしまいます。

また、夕食はできるだけ糖質を摂らない食事を心がけましょう。**太っている人の大半は、夜に糖質をたくさん摂る生活をしています。**夜にご飯を目いっぱい食べ、そのあとでスナック菓子をほおばるなんていうのは、肥満へ一直線の最悪コンボです。

夕食時に晩酌をする人も多いと思いますが、**ビールと日本酒は糖質が多いのでNG。**どうしても飲みたい場合でも1杯程度にし、糖質を含まない蒸留酒（焼酎やウイスキー）や、やせる効果のある辛口の白ワイン、ポリフェノールが豊富な赤ワインを飲むようにしましょう。

それぞれが消化されるまでの時間

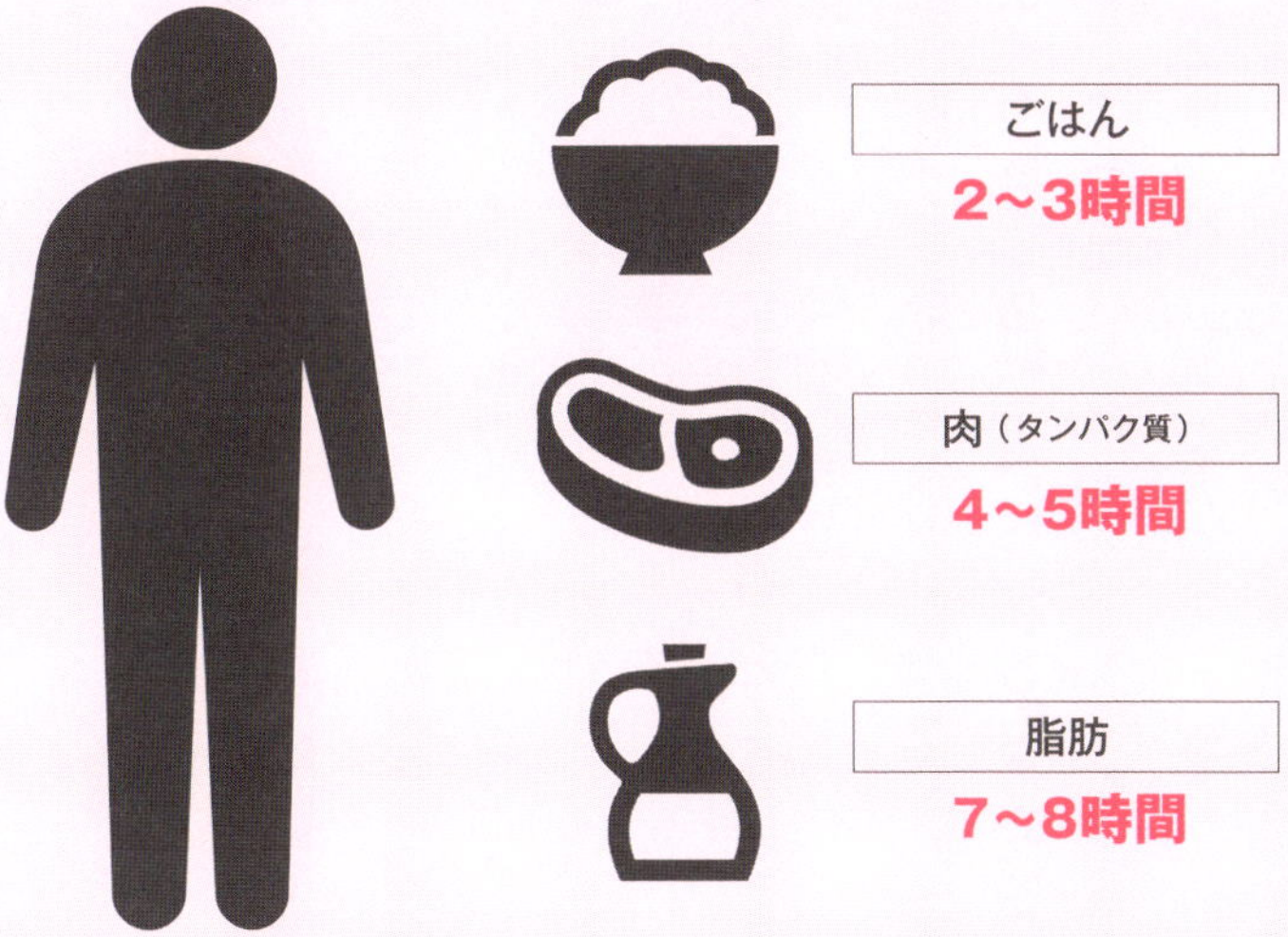

それぞれの食品の胃での消化時間の目安は上の通り。できるだけ夜はお米や麺といった主食を摂らず、おかず中心の食事を行い、寝る前の4時間はなにも食べないのがやせるための近道です。もちろん、食後にデザートなど甘いものを摂るのはやめましょう。また、果物も糖質が多く太る原因になるので、夜はできるだけ口にしないこと。果物を摂るなら、朝食の最後に少しだけ食べるのがベターです。

お酒を飲むならワインが一番

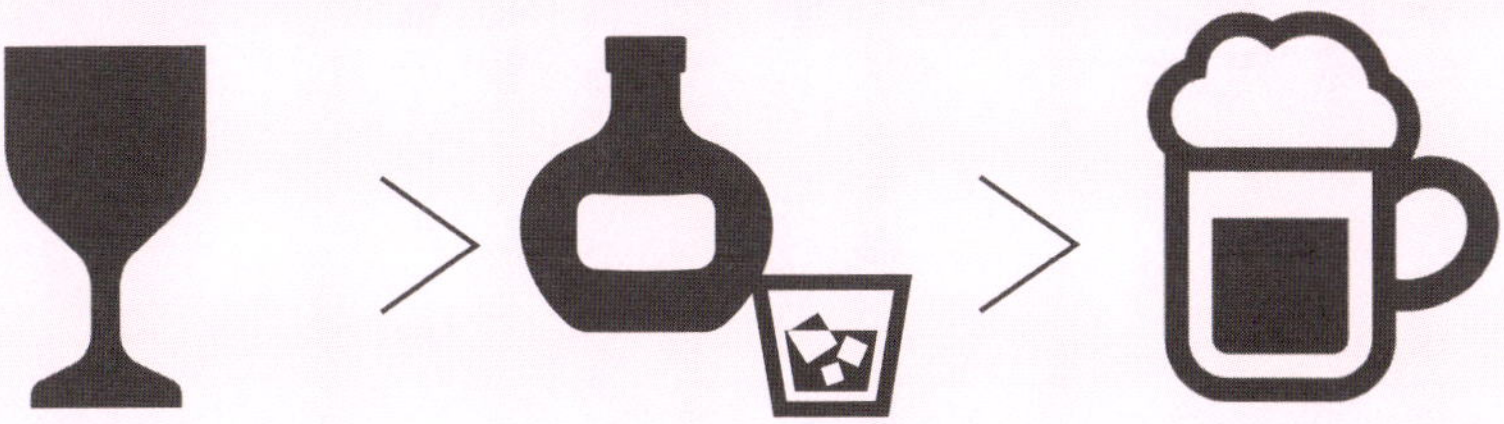

ワインは血糖値を下げる効果があり、とくに辛口の白ワインがオススメ。やせる効果があるとする論文も発表されています。

ウイスキーやジン、焼酎といった蒸留酒も血糖値の上昇を抑えてくれます。ワインが苦手な人は蒸留酒を飲むとよいでしょう。

ビールや日本酒には糖質が含まれているので多飲は禁物。どうしても飲みたい場合でも1杯程度にしておきましょう。

糖質だけでなく食品添加物にも要注意

防腐剤、発色剤は百害あって一利なし

「普通に市販されている食品に食べると危険なものが使われているわけがない」。未だにそう信じている消費者の方は少なくありません。しかし、加工食品や菓子など身近に手に入る多くの食べ物には、人工的に作り出された食品添加物が使用されているのが実情です。

さまざまな食品添加物の中でも、**とくに注意したいのが食品を色鮮やかに見せるための発色剤です。**たとえばハムやウインナーなどの加工肉によく使われている「亜硝酸塩」ですが、この化学物質はＷＨＯ（世界保健機関）が**発がん性のある物質**であることを認めています。キレイなピンクで一見おいしそうに見えるハムの色は、じつは化学物質で作り出された危険な色なのだと覚えておくべきでしょう。

また、食品を長持ちさせるための防腐剤も人体にとっては危険な食品添加物のひとつです。どんな食べ物でも時間が経てば腐っていくのが当たり前。しかし、その**食品の寿命を科学物質で強引に引き伸ばしているのが防腐剤**なのです。賞味期限の長い食品はストックしておくと何かと重宝しますが、ほとんどの場合、危険な防腐剤や殺菌剤を多く使用しています。**生活を便利にする代償として、健康を犠牲にしては本末転倒**です。自身と家族の健康を守るため、食品添加物を含まない食材選びを心がけましょう。

主な食品添加物とその用途

種類	目的と効果	食品添加物例
甘味料	食品に甘味を与える	キシリトール、アスパルテーム
着色料	食品を着色し、色調を調節する	クチナシ黄色素、食用黄色4号
保存料	カビや細菌などの発育を抑制し、食品の保存性をよくし、食中毒を予防する	ソルビン酸、しらこたん白抽出物
増粘剤、安定剤、ゲル化剤、糊剤	食品に滑らかな感じや粘り気を与え、分離を防止し、安全性を向上させる	ペクチン、カルボキシメチルセルロース、ナトリウム
酸化防止剤	油脂などの酸化を防ぎ、保存性をよくする	エリソルビン酸ナトリウム、ミックスビタミンE
発色剤	ハム、ソーセージなどの色調、風味をよくする	亜硝酸ナトリウム、硝酸ナトリウム
漂白剤	食品を漂白し、白くきれいにする	亜硫酸ナトリウム、次亜硫酸ナトリウム
防カビ剤（防ばい剤）	柑橘類などのカビの発生を防止する	オルトフェニルフェノール、ジフェニル
イーストフード	パンのイーストの発酵をよくする	リン酸三カルシウム、炭酸アンモニウム
ガムベース	チューインガムの基材に用いる	エステルガム、チクル
かんすい	中華めんの食感、風味を出す	炭酸ナトリウム、ポリリン酸ナトリウム
苦味料	食品に苦味を付ける	カフェイン（抽出物）、ナリンジン
酵素	食品の製造、加工に使用する	β-アミラーゼ、プロテアーゼ
光沢剤	食品の表面に光沢を与える	シェラック、ミツロウ
香料	食品に香りをつけ、おいしさを増す	オレンジ香料、バニリン
酸味料	食品に酸味を与える	クエン酸、乳酸
チューインガム軟化剤	チューインガムを柔軟に保つ	グリセリン、D-ソルビトール
調味料	食品にうま味などを与え、味を整える	L-グルタミン酸ナトリウム、5'-イノシン酸ニナトリウム
豆腐用凝固剤	豆腐を作る時に豆乳を固める	塩化マグネシウム、グルコノデルタラクトン
乳化剤	水と油を均一に混ぜ合わせる	グリセリン脂肪酸エステル、植物レシチン
水素イオン濃度調整剤（pH調整剤）	食品のpHを調整し、品質をよくする	DL-リンゴ酸、乳酸ナトリウム
膨張剤	ケーキなどをふっくらさせ、ソフトにする	炭酸水素ナトリウム、焼ミョウバン
栄養強化剤	栄養素を強化する	ビタミンC、乳酸カルシウム
その他の食品添加物	その他、食品の製造や加工に役立つ	水酸化ナトリウム、活性炭、プロテアーゼ

出典:一般社団法人　日本食品添加物協会　食品添加物の種類と用途例
（https://www.jafaa.or.jp/tenkabutsu01/siryou）

“野菜を最初に食べると太りにくい”は本当

食べる順番で血糖値も変化する

「食べ順」や「ベジタブルファースト」という言葉を見聞きしたことはあるでしょうか？　これは世間のダイエット法でもよく取り上げられているキーワードで、まずは野菜から食べて、その後は肉、魚といったタンパク質のおかず、最後は炭水化物を食べるという食事の仕方で、そうすることで太りにくくなる、ということが言われています。

それは人間の消化、吸収のシステムを見れば当然正解です。先に主食であるご飯やパンと一緒にメインのおかずを食べると、血糖値が一気に上昇してしまうので、**まずは食物繊維の豊富な野菜類、次に消化が遅いタンパク質の順番**で食べ、血糖値の上昇を緩やかにするメリットが得られるのです。その差は左ページを見ると一目瞭然です。

また、その際、**食べる時間はなるべく30分程度は取り**、口の中の消化酵素とよく混ざるように、**1口につき30回程度は噛んで**食べるのがオススメです。レストランのコースメニューのようにゆっくり食事を摂ることで、満腹中枢に満たされてきた、というシグナルが送られます。結果的に食べているメニューは同じでも、**食べる順番を変えることで肥満予防になり、糖尿病のリスクも減らすことができる**のです。

食事はまず野菜から！

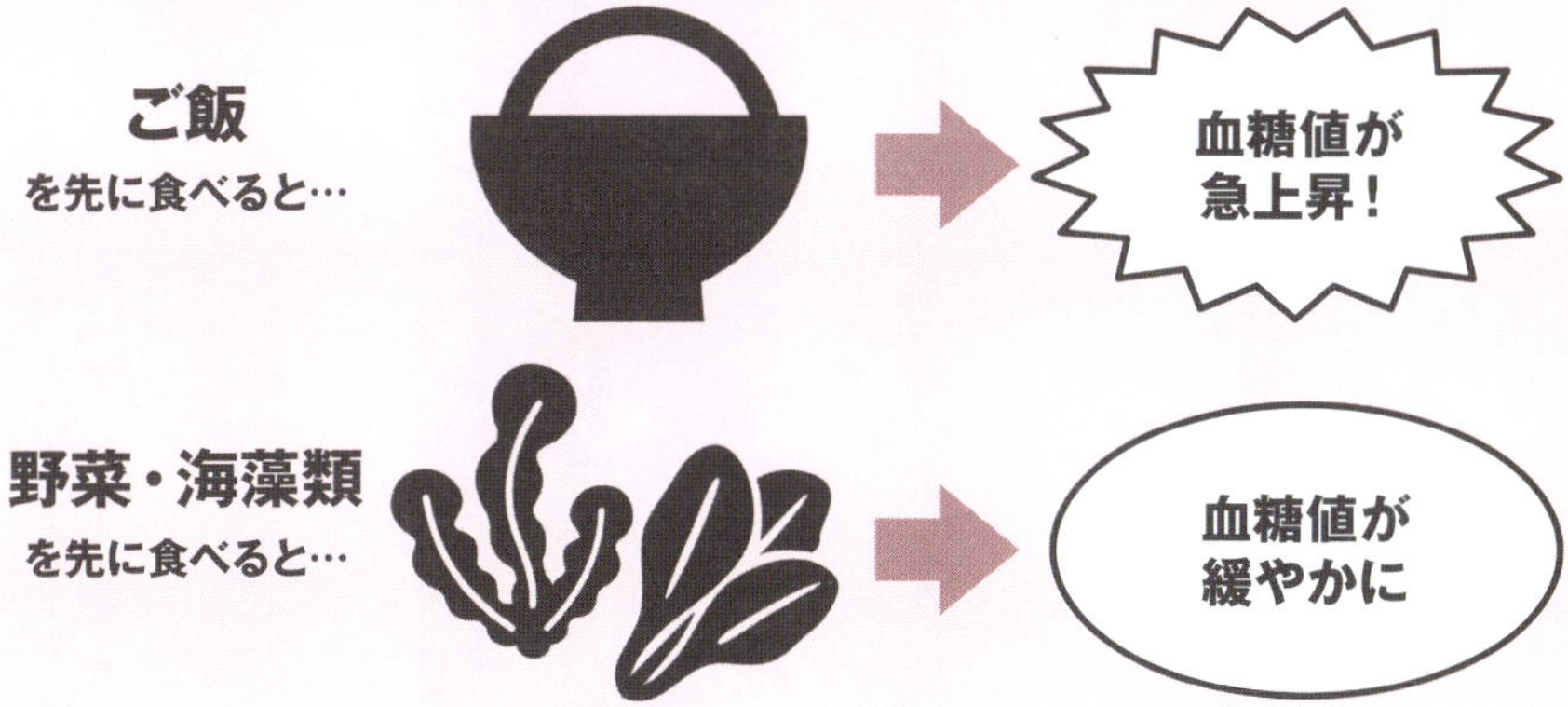

■食べる順番による血糖値への影響

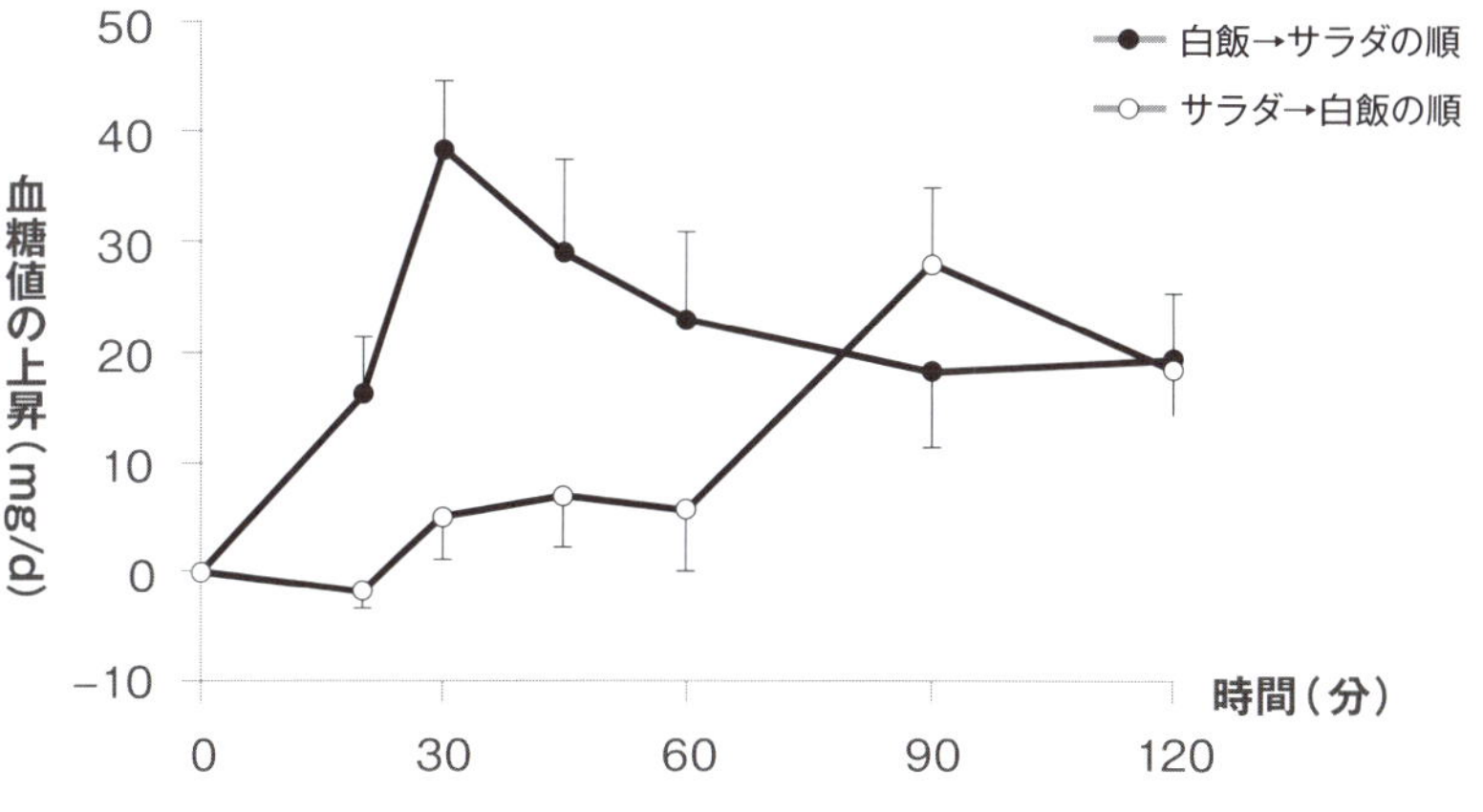

出典：低Glycemic　Index食の摂取順序の違いが食後血糖プロファイルに及ぼす影響／金本郁男他

ご飯とサラダ、どちらを先に食べるかで血糖値の変化を調べたグラフ。サラダを先に食べたほうが血糖値がゆるやかに上昇していることが見て取れます。

食事の時は、食べる順番を徹底！

むくみも解消できるカリウムを摂る

体液バランスを整える大事なミネラル

現代人の多くは味付けの濃い食事に慣れてしまっているため、いつのまにか知らず知らずのうちに塩分を摂り過ぎ、高血圧になってしまう人が少なくありません。しかし高血圧も日々の食事を少し工夫することで改善が期待できるのです。

野菜などに含まれているカリウムと呼ばれるミネラルがあるのですが、このカリウムを摂ることによって身体の塩分を排出し、血圧を下げる効果が期待できるほか、利尿作用もあるため、身体のむくみを解消することにもつながります。

カリウムを含む食品は

カリウムはナトリウム（塩分）とペアで働き、細胞の中と外で体液の浸透圧を維持して、血圧や体液濃度のバランスを調整しています。この浸透圧の仕組みを利用して、カリウムを多く摂ることで細胞内の余分なナトリウムを体外に排出し、血圧を下げることができるのです。

では、具体的にどんなものにカリウムが含まれているかというと、**野菜や果物に多く含まれます。**ただし、ご存知のとおりイモ類や果物などは糖質も多く含んでいるため、**糖質制限と並行して行うなら、ホウレンソウやタケノコ、白菜、枝豆などがオススメ**です。

カリウム補給はこの食材で

ほうれん草

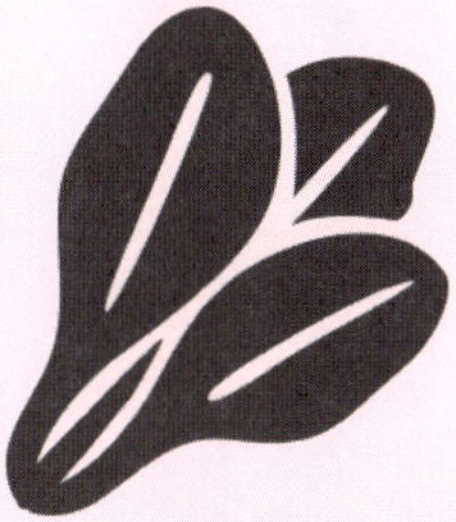

タケノコ

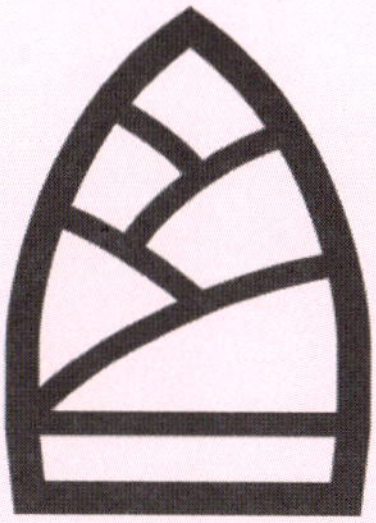

大根

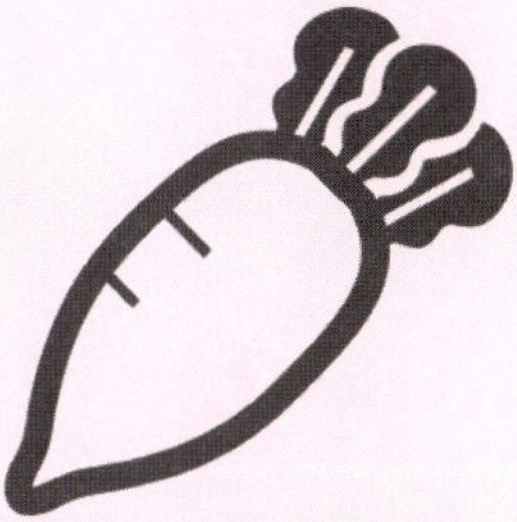

ブロッコリー

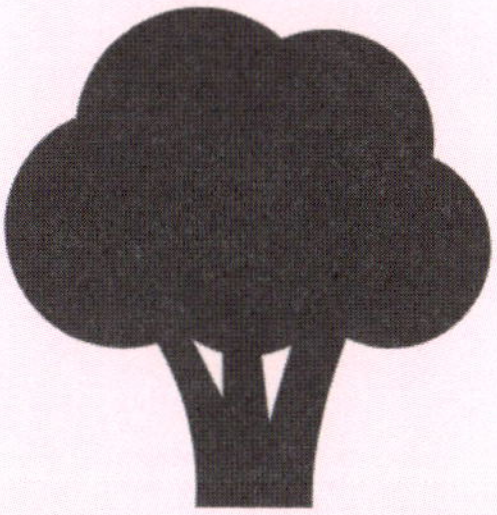

枝豆

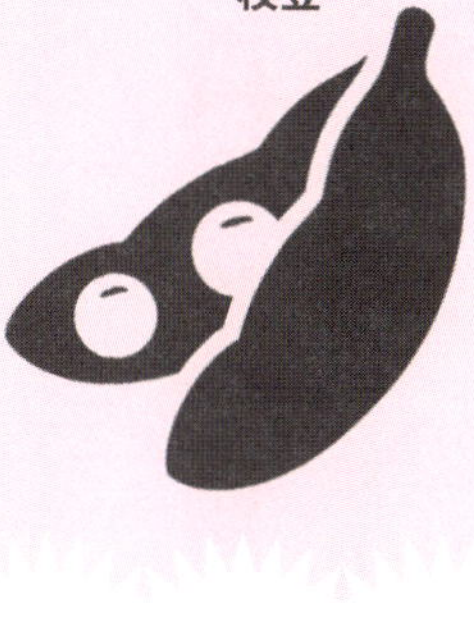

アスパラガス

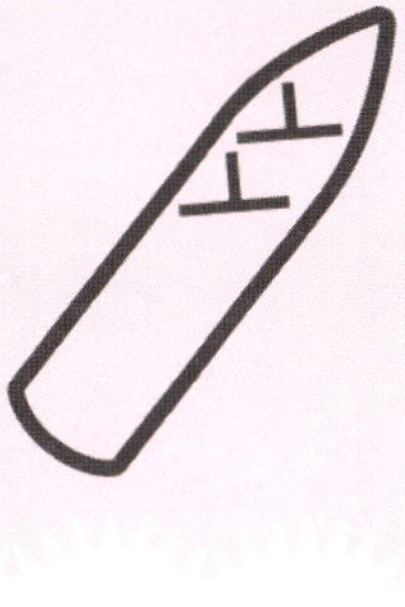

塩分を排出できるオススメ野菜

若々しくパワーの溢れる身体を作るには

抗酸化力をアップして老化を防ぐ

最近話題の**「カルノシン」**という物資をご存知でしょうか？　ウナギや鶏のササミ、胸肉のほか、マグロなどにも多く含まれる健康成分で、**非常に強い抗酸化作用**を持つことで注目を集めているほか、「カルノシン」は**AGEも強力に抑える効果がある**ことがわかっています。

このように驚異的な抗酸化力を持つ「カルノシン」ですが、先述のとおりウナギや鶏肉、マグロなどを積極的に摂ることで、老化の原因物質である活性酸素を体内から取り除き、活力にあふれた若々しい肉体を作り、維持することができると期待されています。

パワー&美容効果

日頃から美容、健康のため、身体に気を遣っている人などにとっても嬉しい効果がたくさんあるので、**天然の抗酸化物とも呼べるカルノシンを含む食べ物は非常にオススメ**です。

日々の中で最近少し疲れが溜まってきているなと感じたときや、再び1週間を乗り切るパワーをつけたい人など、カルノシンを豊富に含んだウナギやマグロ、鶏肉料理をガッツリ食べて、抗酸化力をアップしてパワフルに活動しましょう。

カルノシンを豊富に含む食材

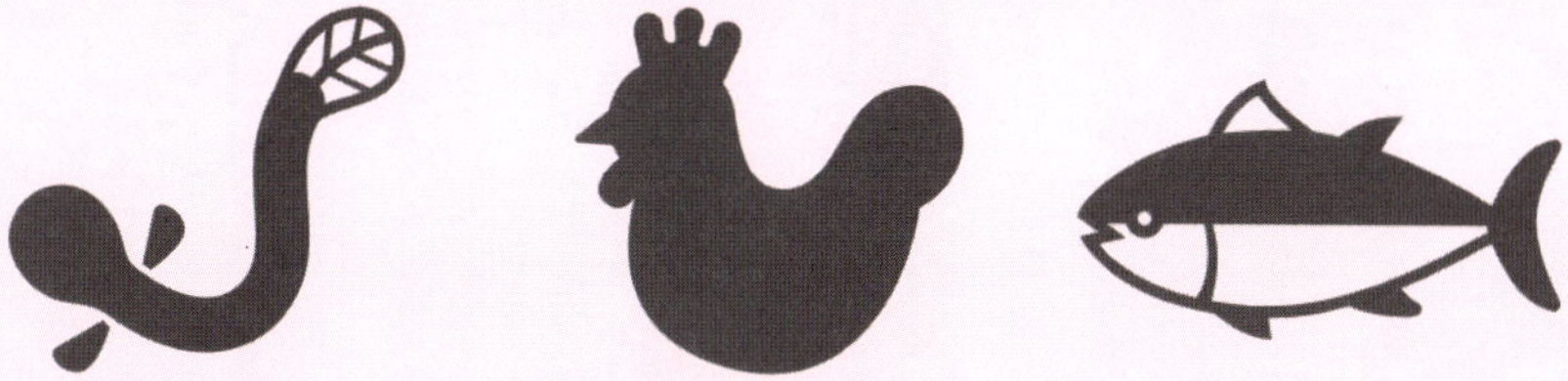

うなぎ　　鳥の胸肉、ササミ　　マグロ

抗酸化物質「カルノシン」は、ウナギや鶏肉、マグロといった食材の中でも、とくに筋肉や肝臓などに多く含まれています。

カルノシンで身体を元気に若々しく

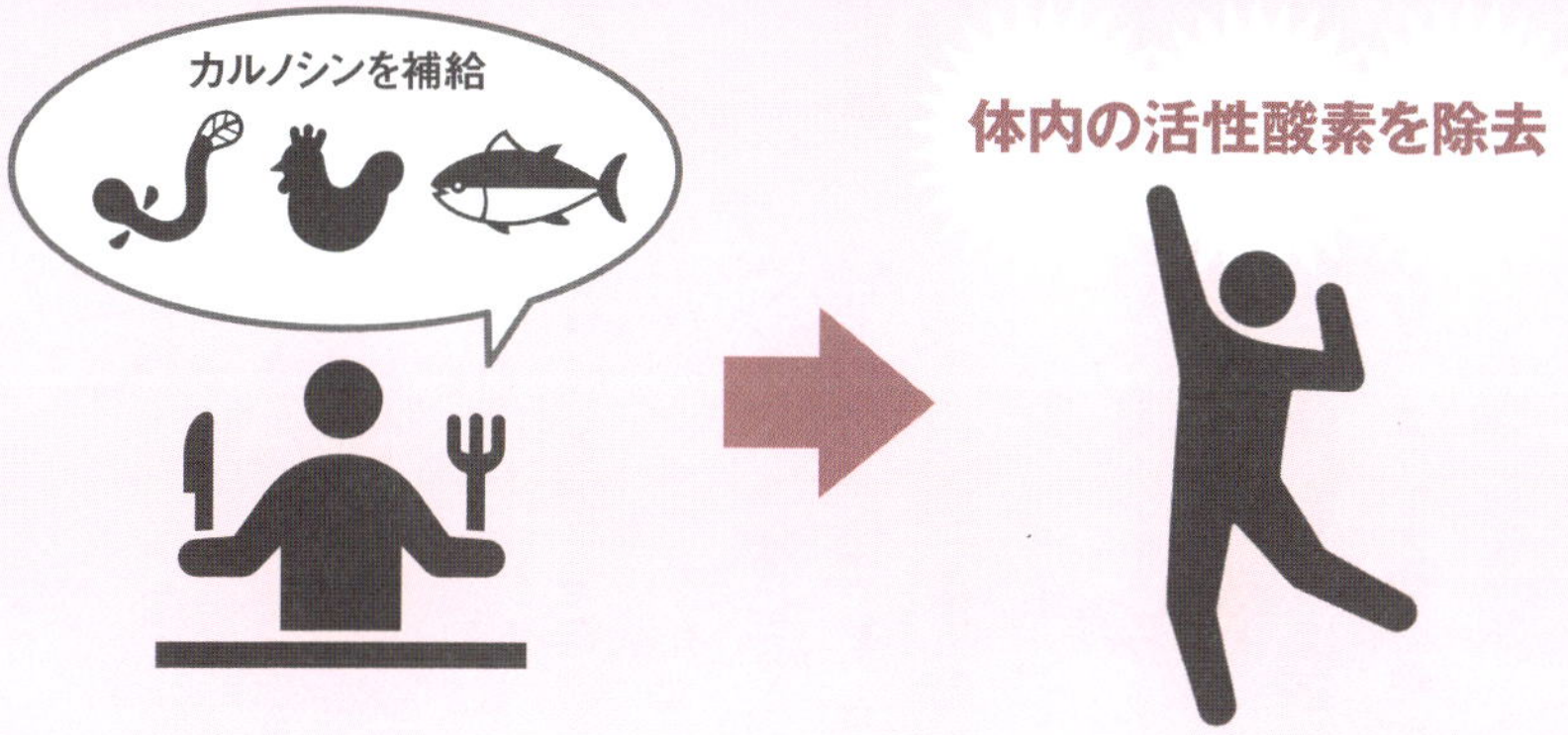

こんな時こそカルノシン

仕事や遊びの疲れが溜まって、どうにもやる気がでない時や、1週間を乗り切るためのパワーをつけたい日曜の夜など、カルノシンをしっかり摂って抗酸化力をアップしましょう。

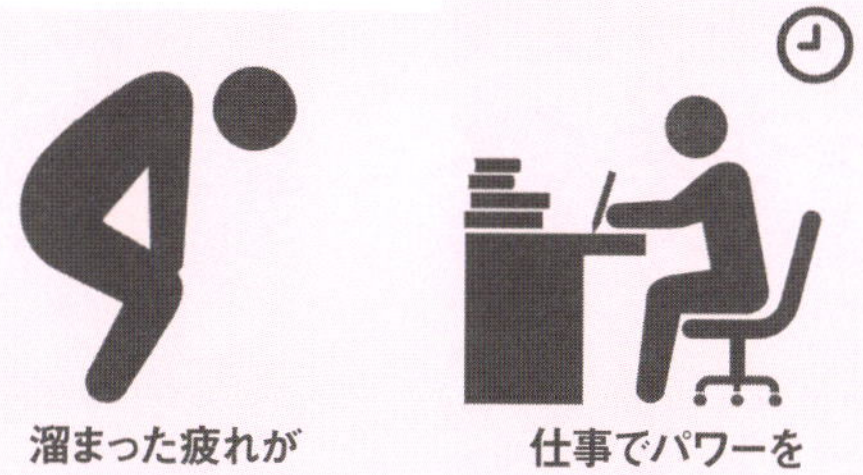

溜まった疲れが取れない時　　仕事でパワーをつけたい時

カカオ70%以上のチョコレートで健康に

高い抗酸化力で老化を予防！

「ポリフェノールは身体にいい」という話をテレビや雑誌などで見聞きしたことがある人は多いと思います。

「ポリフェノール」というのは、**植物が活性酸素から身を守るために作り出す抗酸化物質で、老化を抑制する効果**があります。このポリフェノールは多くの植物に含まれている成分で、チョコレートに含まれる「カカオポリフェノール」、豆腐や豆乳などの大豆製品に多い「イソフラボン」、緑茶の「カテキン」、コーヒーや紅茶の「タンニン」などもポリフェノールの一種です。聞いたことがある方も多いのではないでしょうか。

これらは日々の食事の中でさまざまな食べ物から摂ることができます。ポリフェノールを多く含む食材のなかでも、一般的に認知している人も多く、**とくに有名なのが赤ワイン**。ポリフェノールの一種である「アントシアニン」が豊富で、その優れた抗酸化作用はフランス人に心疾患が少ない理由とも注目されています。**ブルーベリーもアントシアニンを多く含んでいる**ので、お酒が苦手な方はこちらをオススメします。

チョコレートは赤ワインと比べても10倍多いポリフェノールを摂取できますが、商品によっては糖質も多いので、**カカオ含有率が70%以上**のものを選びましょう。

ポリフェノールの役割

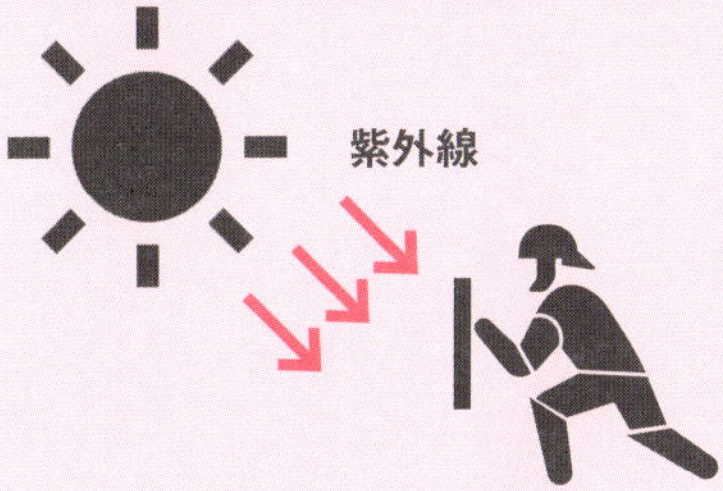

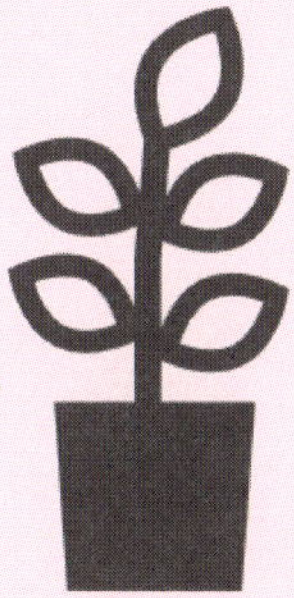

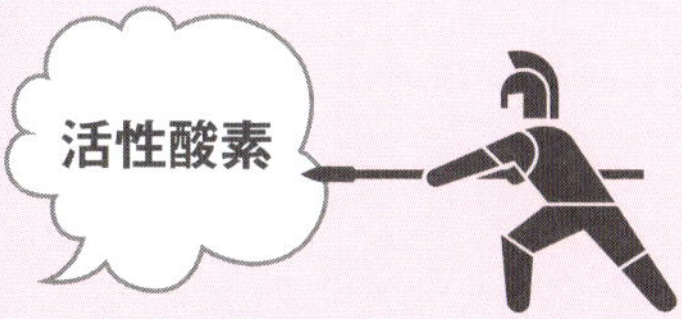

紫外線を吸収する一方で、ポリフェノールが葉肉組織の葉緑体を保護します。

紫外線の吸収によって発生した活性酸素をポリフェノールが除去し、植物自身を守ってます。

ポリフェノールを豊富に含む食べ物

アントシアニン

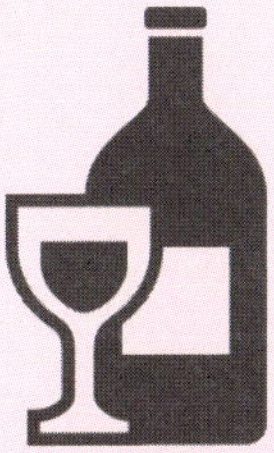

赤ワイン

ブルーベリー

カカオポリフェノール

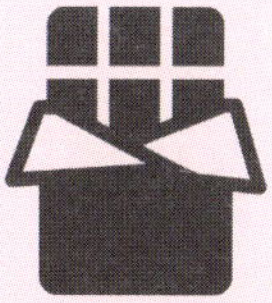

チョコレート
（カカオ75%以上）

イソフラボン

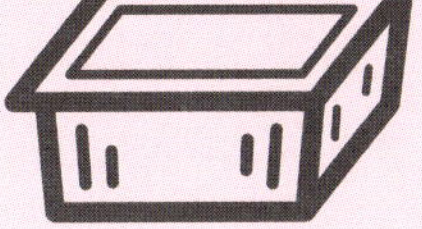

豆腐・豆乳

タンニン

コーヒー・紅茶

カテキン

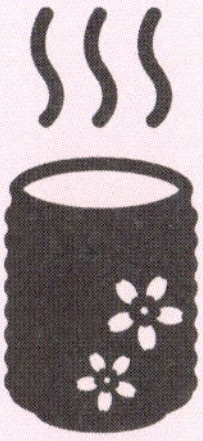

緑茶

コラーゲンは食べても意味はない

フカヒレ、モツ鍋でお肌ツヤツヤは大ウソ

うるおいを保って肌をツヤツヤにする、などの触れ込みでとくに女性を中心に人気沸騰中のコラーゲン。フカヒレやモツ鍋を食べたり、サプリメントを服用したりと積極的に摂っている方も多いと聞きます。しかし、**コラーゲンはそれ自体を食べ物などで摂っても、肌や関節に良い効果は特にありません。**

そもそも私たちの体内にあるコラーゲンは、すべて身体の中で作り出されたもの。外から直接補給するものではないのです。食べ物やサプリメントでコラーゲンを摂っても体内で消化される際にアミノ酸に分解され、吸収される時点でコラーゲンではなくなっているのです。

体内のコラーゲン量を増やしたければ、その生成に必要な成分を食事などで揃えてあげることが必要。そのためには**さまざまな栄養素やビタミン、ミネラルをしっかりと摂ることができる、質のよい食生活が大切**です。上等な霜降り肉を食べても、その脂肪がそのままお腹につくわけじゃないのと同じ理屈で、コラーゲンをたくさん摂ったからといって体内のコラーゲン量が増えるわけではありません。確かにコラーゲンの見た目はプルプルですが、食べてもお肌がプルプルになるわけではないのです。

これでお肌ツルツルにはならない！

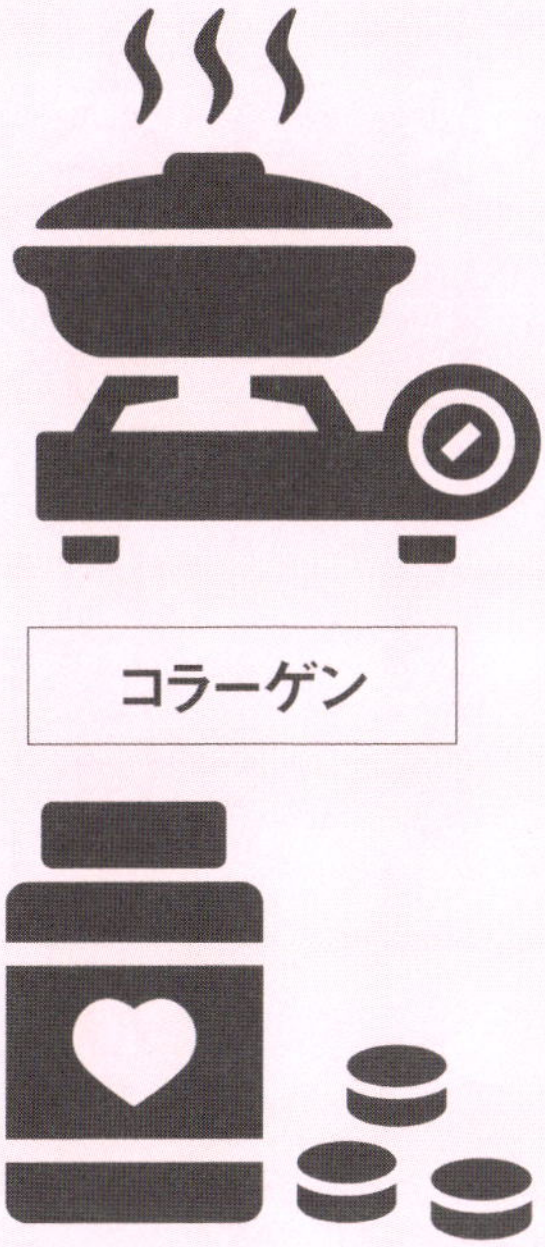

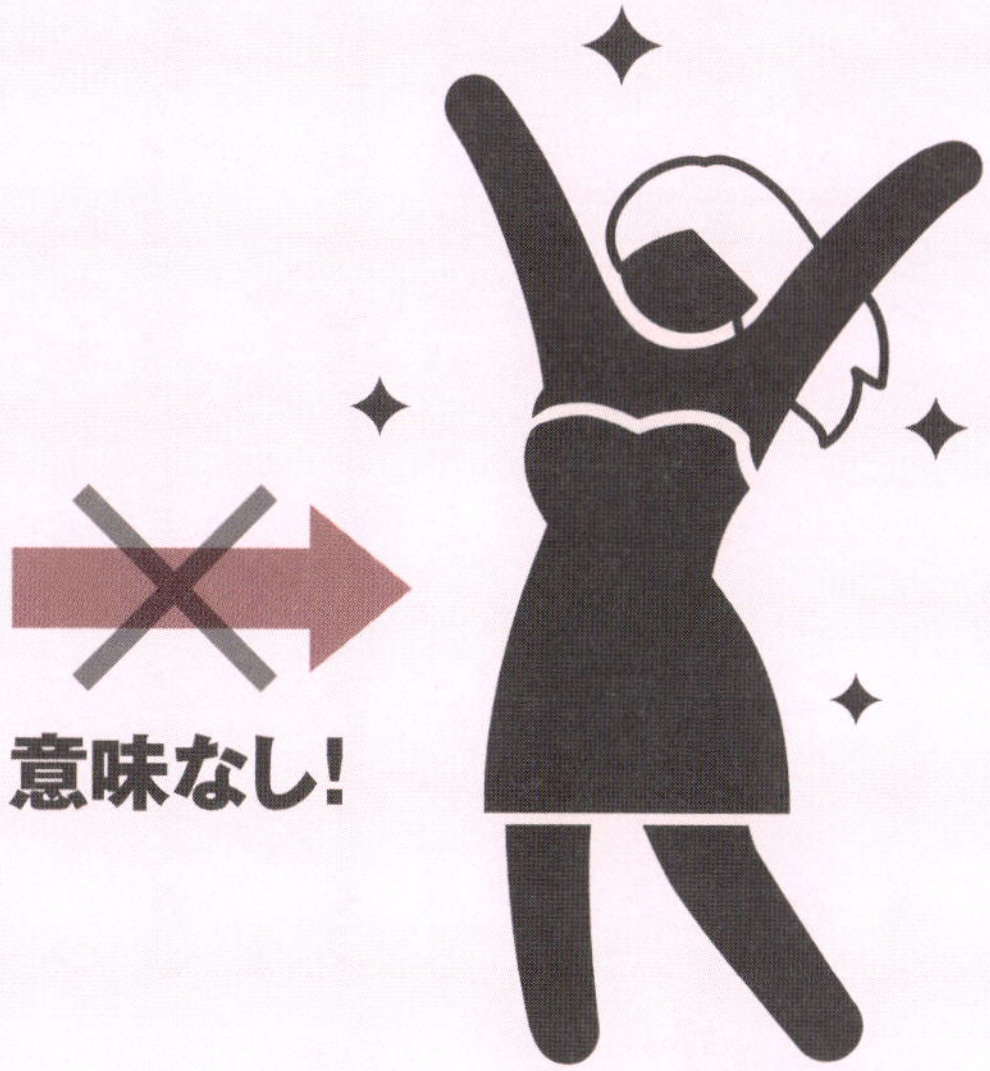

食事やサプリメントなどでコラーゲンを口から直接摂取しても、体内でアミノ酸に変わるため、体内のコラーゲン量は変わりません。

バランスよく食べることが大切

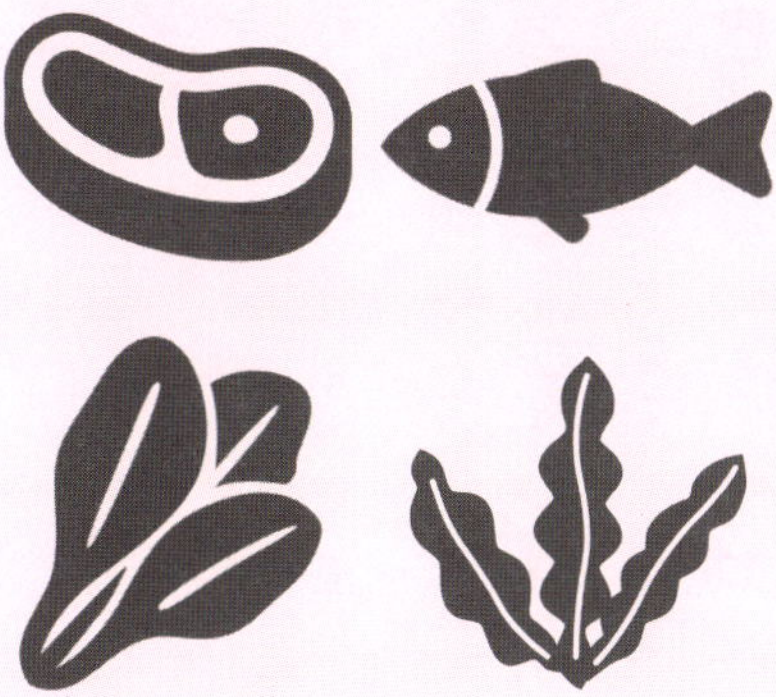

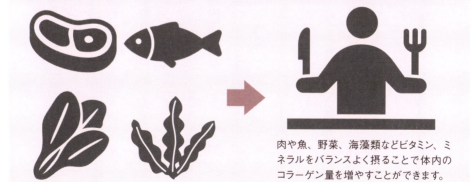

肉や魚、野菜、海藻類などビタミン、ミネラルをバランスよく摂ることで体内のコラーゲン量を増やすことができます。

ダイエット商品でも大人気！　人工甘味料は敵か？　味方か？

「糖質ゼロ神話」に潜む落とし穴

最近ではすっかりお馴染みとなった、甘いのに「糖質ゼロ」や「ノンシュガー」をパッケージで謳う食品や飲み物。ダイエットを意識している人にとってはまさに夢のような商品と言えますが、じつはこれらの**人工甘味料を使った品々には諸手を上げて歓迎できない落とし穴があります。**

2015年、英国の科学雑誌『ネイチャー』に、「アスパルテーム」など代表的な3種類の人工甘味料の水溶液をマウスに与えたところ、普通の砂糖水より血糖値が上がったという実験結果が掲載されました。そのマウスの腸内細菌を移植する実験でも人工甘味料を与えたマウスの細菌では、移植されたマウスの血糖値も高くなったそうです。これはヒトの身体も同様で、**人工甘味料を摂ることで腸内細菌が変化する**ことがわかっています。糖尿病リスクを恐れて人工甘味料に頼り過ぎると「耐糖能（＝ブドウ糖を処理する能力）」が低下し、かえって糖尿病になりやすくなるというわけです。

人工甘味料だけでなく「果糖ぶどう糖液糖」や「果糖液糖」「異性果糖」といったものにも、注意が必要です。

そもそも人工甘味料は人間が作り出した不自然極まりない物質。健康を考えるなら、なるべく口にするべきではありません。

ノンシュガー、糖質ゼロ食品には要注意

糖質ゼロ、ノンシュガーなどを謳っている商品には、人工甘味料が使われていることも少なくありません。成分表示を見て何が使われているか確認してみるといいでしょう。

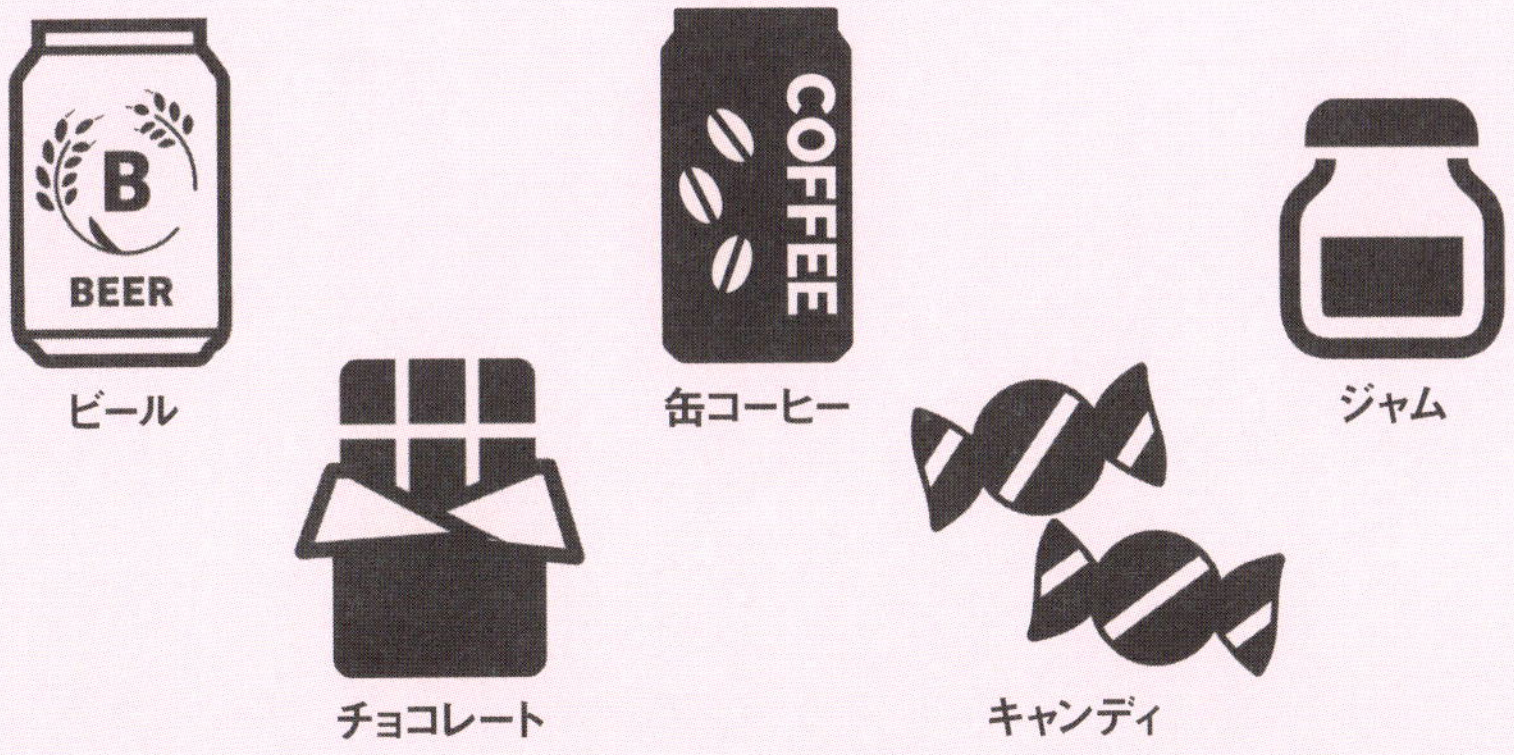

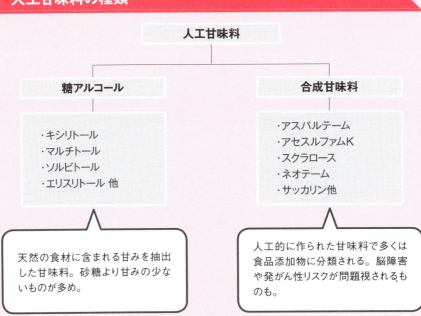

人工甘味料の種類

人工甘味料

糖アルコール

・キシリトール
・マルチトール
・ソルビトール
・エリスリトール 他

天然の食材に含まれる甘みを抽出した甘味料。砂糖より甘みの少ないものが多め。

合成甘味料

・アスパルテーム
・アセスルファムK
・スクラロース
・ネオテーム
・サッカリン他

人工的に作られた甘味料で多くは食品添加物に分類される。脳障害や発がん性リスクが問題視されるものも。

糖質なんでもQ&A

糖質制限には間違っている知識も多い。そこでここからは、ありがちな疑問をひとつずつ答えていきましょう。

Q 糖質制限をすることで何か弊害やデメリットはありませんか？

弊害はありませんが、あえて挙げるとしたら糖質制限のやり過ぎでやせ過ぎてしまうことですね。とくに女性は「もっとやせたい」という思いから、ついついやり過ぎてしまう人が多いので注意が必要です。というのも、やせ過ぎると白血球が減って免疫力が落ちます。さらに甲状腺ホルモンの数値が下がり、異常があちこちに出てしまうんです。気力もなくなるし、肌もガサガサになってくる。血圧の数値も悪くなるし、病気がちになってしまいます。やせ過ぎたら逆に糖質を摂るように指導しています。何事もバランスが重要なんです。

Q 糖質制限はいきなり糖質をゼロにしたほうがいいんですか？

そうですね。いきなりゼロにする、つまり糖質そのものをやめたほうがいいです。太っている人のほとんどが糖質中毒。要するに糖質をやめられない状態になっているんです。この中毒を治さないと、一時的にやせたとしても、すぐに体重が戻ってしまう。脳の指令で我慢できず、結局は糖質を食べちゃうんです。この中毒状態から脱するためには、一度きっぱりと断つことが大切です。肉や魚、豆や野菜をたくさん食べればお腹が満腹になりますし、これらにも糖質は多少含まれているから糖質不足で困ることはありません。だから、まずは最初は糖質をゼロにするのがいいのです。

Q 糖質の代わりにタンパク質や脂質はどれくらい食べてもいいの？

いくら食べても構いません。人間が1日に摂れるタンパク質や脂質はたかが知れていて、どんなに食べたと思ってもだいたい70~80g程度でしょう。それに対して、炭水化物は250~350gも簡単に摂ってしまっています。人間の身体は思っている以上によくできていて、肉も魚も毎日食べていると「もう食べたくない」というブレーキがかかるようにできているんです。つまり、タンパク質や脂質はそんなにたくさん食べられないようにできているんです。余分に摂っても、いらない分は腎臓から出ていくので安心してください。また、脂質をたくさん摂ると太ると思っている人もいますが、そんなことはありません。たくさん摂っても吸収効率が下がって勝手に便として身体の外に出ちゃうので、安心して脂質を摂ってください。

Q 糖質制限はどれくらい続けるべきものですか？

目標体重を決めて、それに達するまでです。4kg減らすとか、59kgにするとか。その目標を達成したら、糖質制限は緩めて構わないと思います。たとえば、制限中は1日の糖質を60gにしていたなら、100gくらいに増やすと、そこそこ食べられるうえに体重もキープできます。ただし、緩め過ぎには注意しましょう。

Q 糖質を摂らないと頭が働かないというのはウソ？

真っ赤なウソです。「脳はブドウ糖しか利用できないから糖質制限は脳によくない」という人がいますが、それは間違いです。ブドウ糖がなくなると脂肪がエネルギーとして使われますが、そのときにできるケトン体も脳は利用できます。ケトン体は痴呆症の予防にいいんじゃないか、といわれているくらい素晴らしい物質です。

Q 糖質制限はやせやすいけど、リバウンドもしやすいと聞きますが本当ですか？

糖質制限がリバウンドしやすいのではなく、結果を急ぐ人ほどリバウンドしやすいのです。「夏までに3kgやせなきゃ」と糖質制限をし、体重が落ちたらそこで満足してしまう。無理をしても長続きしないケースが多いんです。理想体重になったら、そこからは制限を少し緩めながら続けることがリバウンドしない秘訣です。

Q 最初に野菜を食べるのがいいというのはどうしてですか？

食物繊維が豊富な野菜、消化に時間のかかるタンパク質を糖質よりも先に食べることで、血糖値が急上昇するのを抑えることができるからです。あとは時間をかけてゆっくり食べることも大切。ワインなどのお酒を楽しみながらゆっくり食事をすると、途中で糖質を摂っても血糖値の急激な上昇は起こりません。

Q 糖質制限中、お酒をどれくらい飲んでいいですか？

飲むのは結構。ただし、飲むなら断然ワインがオススメです。白ワインには酒石酸という成分が含まれており、やせる効果があると言われています。量としてはふたりでボトル1本くらい。反対に避けたほうがいいのはビールです。ビールは糖質が多いうえに、のどごしがいいので量もたくさん飲んでしまうので避けましょう。

Q 糖質制限中にチョコレートが食べたくなったらどうしたらいいですか？

チョコレートが甘いのは砂糖をたくさん使っているから。つまり糖質も多いということです。どうしてもチョコレートが食べたくなったら、カカオ70～80％以上のものを選んで食べるようにしてください。慣れるまでは苦く感じるかもしれませんが、ポリフェノールも摂れるので患者さんにもオススメしています。

Q 糖質制限するとオナラが臭くなるというのは本当ですか？

オナラの臭いはメタンやスカトールといった成分が元になっていて、これらは食べたものが腸内で発酵する際に発生します。タンパク質は糖質に比べ、この臭い成分を多く発生させるため、糖質オフの食事で肉や魚の摂取量が増えると、それだけオナラの臭いもキツくなる傾向にあります。

Q 糖質制限中は便秘になりやすいと聞きましたが、解消法はありますか？

糖質制限中は肉や魚などのタンパク質の摂取量が増えるため、便が固くなり、便秘をしやすいと言われています。通常の便秘ととくに変わりはないので、食物繊維の豊富な野菜類をしっかり摂ることで解消できます。同じく海藻類も食物繊維が多く、糖尿病の予防効果があるとされるマグネシウムも摂れるのでオススメです。

Q 糖質制限が向かない人、しないほうがいい人はいるんですか？

性格や体質的なことよりも年齢のほうが重要で、65歳以上の方は基本的にはやらないほうがいいと思います。高齢になってからのダイエットはシワが目立つようになったり、気力が衰えたりしやすいためです。むしろそれくらいの年齢になったらおいしいものを食べて、幸せに生きることを優先してもいいと思います。

Q 過去に病歴がありますが、糖質制限しても大丈夫ですか？

糖質制限をしてはいけない病気というものはありません。とくに肥満はあらゆる病気の元になると言われていますので、適正体重をオーバーしている方は積極的にやられたほうがいいでしょう。反対にすでにやせている人は必要以上にやせ過ぎてしまう恐れがあるため、やるべきではないと思います。

コラム

どっちを選ぶ？

小腹が空いたときは我慢するのではなく、間食しても構いません。ただ間食も、どのようなものを食べるのかによって大きく違ってきます。

小腹が空いたらこれを選べ！

鶏のからあげvsおにぎり

おにぎりはご飯のかたまりで、糖質も多い食べ物です。カロリー面で敬遠されがちな鶏のからあげは糖質が低くオススメ。衣はなるべく薄いものを選べばさらに糖質を抑えられます。

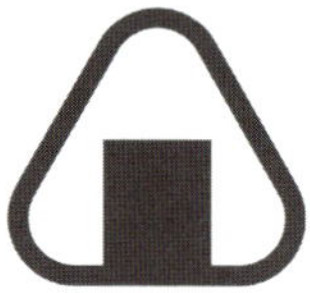

にんじんのグラッセvsほうれん草のソテー

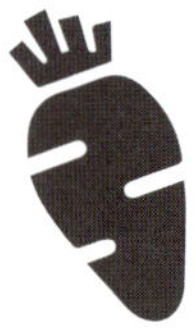

グラッセは砂糖を使用するうえに、にんじんそのものが糖質が高い食材です。同じ野菜を食べるなら、ほうれん草のソテーのほうが糖質も低く、カリウムも摂れるのでオススメです。

ショートケーキvsナッツ類

ショートケーキのスポンジには、小麦粉や砂糖など糖質が高い材料が大量に使われています。一方、くるみやアーモンドなどのナッツ類は低糖質なうえにビタミンやミネラルを補給できます。

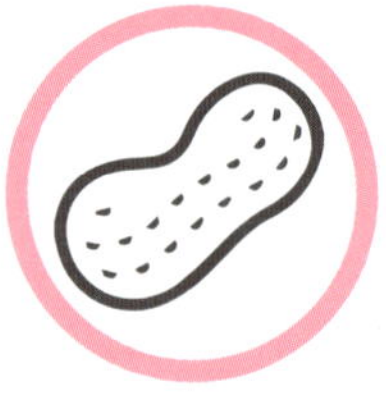

第4章

困ったときのメニュー選び

困ったときのメニュー選び

外食や中食の機会が多いと、糖質の多いものを選ぶ可能性も高くなります。メニュー選びのポイントを押さえておきましょう。

定食屋編

定食の主食を少なめに、空腹を補うなら単品を追加!

定食屋は主食のご飯を大盛りに変更できるなど、糖質を多く摂取してしまいがちな場所です。外食でも思い切って主食を少なめにして単品で補いましょう。

魚定食なら刺身・焼き魚の順でチョイスしよう

魚定食は定食屋の看板のひとつ。糖質は低い順に刺身、焼き魚、煮魚となりますので、味付けに調味料をほとんど使っていない刺身定食をチョイスすると糖質を抑えられます。主食を少なめや食べない場合は、冷ややっこなどの単品を頼んでみましょう。糖質も少ないうえ調味料を自分で調整できるのでオススメです。

肉定食なら焼肉(塩)・からあげ・肉野菜炒めがオススメ

焼肉定食、からあげ定食、肉野菜炒め定食などの肉を使った定食は、油を多く使いカロリーも高いと敬遠されがちですが、主食を抜けば糖質はそれほど高くありません。焼肉はタレ味よりも塩味、からあげ、野菜炒めも主食を抜けば完食しても大丈夫です。副菜は、ポテトサラダなど糖質が高いメニューはやめましょう。

副菜はキャベツの千切り・サラダ・おひたし・ナムルなどを優先的に

主食を少なめ、または抜くことで物足りなさを感じるときは、ボリュームのあるサラダや豆腐のおかずなどでお腹を満たしましょう。キャベツの千切り、ナムルやおひたしといった野菜類も糖質が低くオススメです。キャベツの千切りにはソースよりもマヨネーズを使うなど、糖質が低い調味料を選ぶといいでしょう。

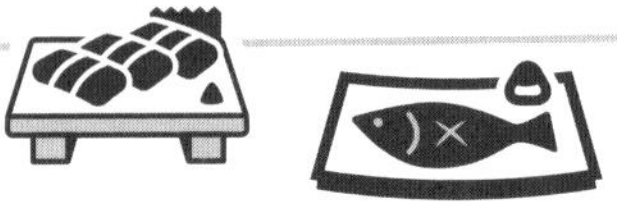

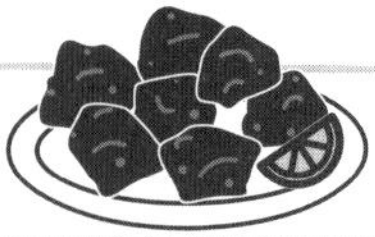

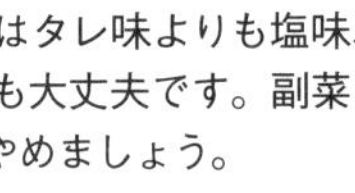

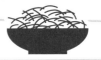

ファミレス編

セットメニューより単品メニューの組み合わせがオススメ

ファミレスは洋食を中心に、セットメニュー、おつまみメニュー、ドリンクバー、一品メニューなど、メニューがとても豊富です。魚料理や肉料理を始め組み合わせ次第で、糖質もグッと抑えられます。

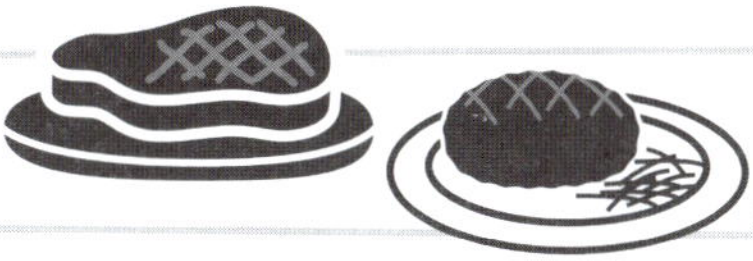

メインはボリュームたっぷりのステーキ・ハンバーグなどで!

セットメニューに含まれる主食やスープ、サラダなどは糖質が多く含まれるものもあるため、メインメニューも単品から選び、炭水化物は摂らないようにしましょう。ステーキは糖質も低くたっぷり食べられますが、ソースは糖質が低いものから選ぶのがベスト。ハンバーグはソース選びを工夫して。デミグラスソースやホワイトソースは糖質が高いので、なるべく避けましょう。

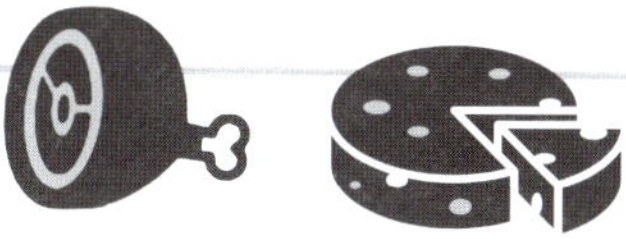

前菜・おつまみは生ハム・チーズなどがオススメ!

メインはちょっと……という日や、お酒をファミレスで飲むときなどは、サイドメニューがオススメです。ファミレスの豊富なメニューの中でも、おつまみ系や前菜系のメニューは、糖質を低く抑えられます。ミニサイズのビーフシチューなどは避けて、生ハム、チーズの盛り合わせや、ほうれん草の炒め物、ピクルスなど低糖質のものを選びましょう。

サラダやつけ合わせを選ぶときは具だくさんなものをチョイス!

ファミレスのメニューはサラダの種類も多いので、つけ合わせに選ぶものはなるべく具だくさんで糖質の少ないものにして、満足感を得るようにしましょう。ポテトフライやにんじんのグラッセを選ぶよりも、シーフードサラダやブロッコリーと豚肉のサラダのほうが糖質も低いので、チョイスには最適です。スープを飲むときはポタージュ系よりもコンソメ系を選んで。

居酒屋編

居酒屋も付き合い方を選べば 糖質オフの強い味方に!

糖質制限中にお酒なんて……という考え方はやめましょう。白ワインや焼酎、ウーロンハイ、ウィスキーなどは、糖質をほとんど含みません。低糖質のおつまみとの組み合わせで、大満足な食事ができます。

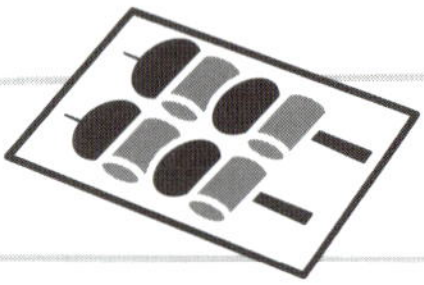

定番の焼き鳥を頼むときは タレより塩味と心がけよ!

居酒屋メニューの定番・焼き鳥は、タレ味よりも塩味を選びましょう。タレ味は砂糖を多く含むものもあるため、塩味よりも糖質が多く含まれます。食べる部位は皮、ハツ、モモなどどこでもOKです。焼き鳥にビールの組み合わせで飲むときは、糖質ゼロタイプのビールと塩味の焼き鳥、といった組み合わせがオススメ。ビールには糖質が高いタイプもあるので注意が必要です。

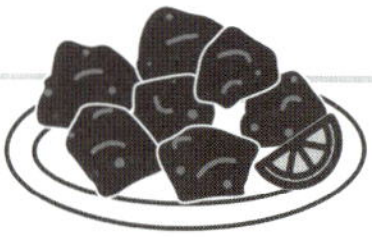

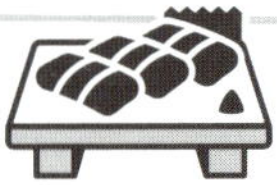

低糖質の強い味方 からあげ、刺身などをメインに注文!

焼き鳥のほか、メニューが豊富なからあげ、刺身などは低糖質でオススメの酒の肴です。ほかにはイカ焼きや焼きガニ、あさりの酒蒸しを焼酎やワインといった低糖質のお酒と組み合わせ、バリエーションをつけて楽しみましょう。居酒屋メニューは全体的に低糖質ですが、気を付けたいのは煮物類やシメ。煮物は甘味が入っており厳禁です。炭水化物を含むシメは遠慮しましょう。

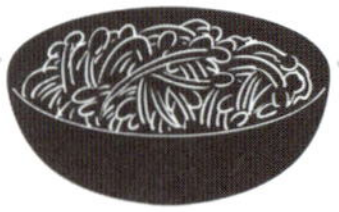

野菜でビタミンを補うなら 糖質が低い大根サラダ、ナムルなど!

食事は野菜類から食べるのが基本ですが、居酒屋でも同様にするのが理想的です。「とりあえず」頼むメニューに、大根サラダやナムル、おひたしといった低糖質でビタミン豊富な一品を入れて補いましょう。居酒屋メニューには海藻メニューが多くありますが、例えばもずく酢よりもメカブのほうが漬け汁が低糖質なのでメカブを選ぶ、といった具合にセレクトしましょう。

スーパー（総菜）編

なるべく味付けがシンプルな総菜を選ぼう

スーパーマーケットは、食材の宝庫。肉、魚、野菜はもちろんですが、ドリンク類や糖質の高い米やパン類も売っています。ここでは、すでに調理されているスーパーの総菜の選び方のポイントを紹介します。

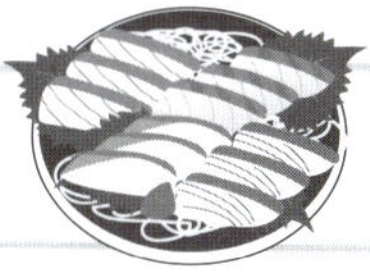

刺身の盛り合わせはツマも活用することが重要だ！

鮮魚コーナーにたくさん並んでいるお刺身のパック。刺身は味付けがないものが多く、ボリュームもあります。とくにオススメは刺身の盛り合わせ。数種類の刺身が入っているうえ、添えられているツマも食べることで、お腹も満足します。ツマは大根のスライスをはじめ、青じそ、ワカメなど低糖質ですが、ニンジンのスライスは糖質が高いので食べないように注意しましょう。

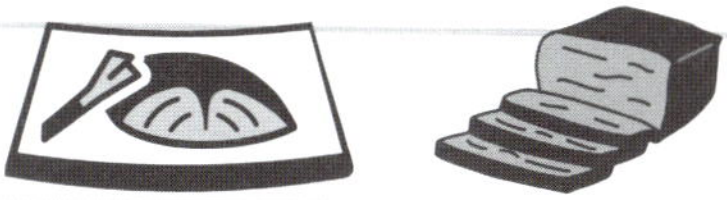

ローストビーフ、焼き魚など店で作っている総菜を購入せよ！

スーパーの総菜の中には、店の中で作っている総菜も多くあります。焼き魚やローストビーフ、ステーキなど、店で調理されパッキングしているものは、市販のパックに比べ塩分が少なめで、防腐剤などの余計なものが入っていないことが多く、安心して食べられます。スーパーでもほかの場所と同様、煮物の総菜よりも焼き魚やステーキ、ローストビーフなどを選んで購入しましょう。

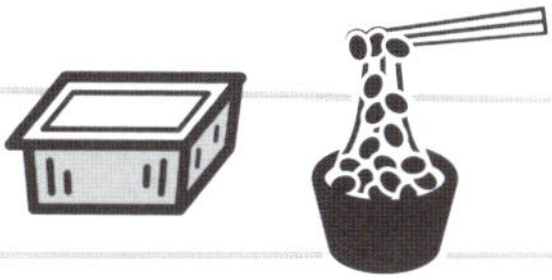

サラダパック、納豆、豆腐パックなどを積極的に活用すべし

すぐ食べられる、納豆や豆腐、サラダの種類が多いのもスーパーの強みです。とくにサラダは、パックに野菜の種類が多く入っているものを選びましょう。中にはローストビーフサラダや砂肝サラダを置いているところもありますので、糖質の高いポテトサラダやマカロニサラダよりは、そちらを選びましょう。納豆や豆腐は備え付けのだしパックは使わないほうがいいでしょう。

ファストフード編

糖質を減らしたい場合は、
思い切ってサイドメニューをメインに

ファストフード店に、友人とのつき合いで訪れる人も多いでしょう。ここはハンバーガーやフライドポテトなどに代表されるような糖質の宝庫のような場所ですが、ここでもコツひとつで糖質を抑えられます。

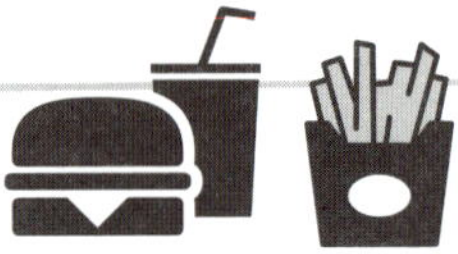

セットメニューやメインのバーガーは
糖質の宝庫なので避けるべし!

ファストフードの主役であるハンバーガーやホットドッグに使用されているバンズパンなどは小麦粉を使用しているため、単品でもとても糖質が高くなってしまいます。ここはセットメニューや主食のバーガー類は頼まず、サイドメニューをメインとして考えましょう。また、サラダ類はポテトサラダやマカロニサラダはやめて、グリーンサラダやコールスローサラダを選んで。

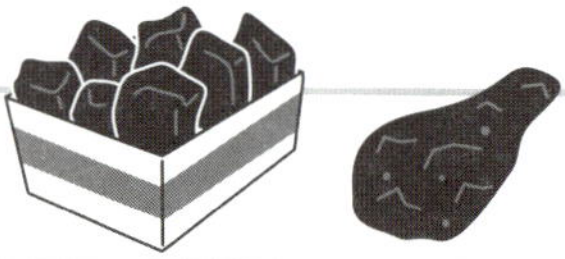

空腹を満たせるチキンナゲット・
フライドチキンは強い味方!

ファストフードのもうひとつの定番は、言わずと知れたフライドポテト。こちらは糖質をとても多く含むため、避けておきたいところ。ここでのオススメは、フライドチキンやチキンナゲット。どちらもチキンの揚げ物ですから、安心して食べられます。最近ではローストチキンを置いているファストフード店もありますから、揚げ物の衣が気になる人はそちらがよいでしょう。

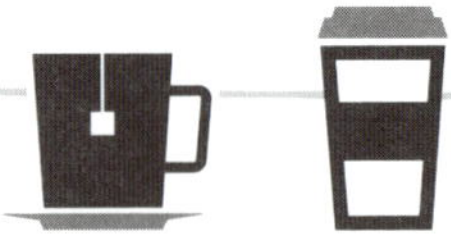

ドリンクを選ぶときは
お茶か炭酸水だけにする!

ファストフードで欠かせないドリンク類は、糖質を含むものが多く諦めている人も多いのではないでしょうか。でも、選択次第で糖質を抑えることも可能です。選ぶときは、糖質の少ないウーロン茶を始めとするお茶類はもちろんですが、炭酸水など糖類を含まない飲み物は大丈夫です。野菜ジュースや砂糖入りのお茶は糖質が多いのでジュース類と同様にやめておきましょう。

コンビニ編

多くの食品があるので、上手くチョイスすればお腹も満足！

会社帰りやお昼休みに利用するコンビニは、ジュースやお菓子の誘惑も多い場所です。でもそんな人たちも、次にあげるポイントに注意してメニュー選びをすれば、高い糖質を摂らずにお腹も満足できます。

コンビニ３種の神器
焼き魚・焼き鳥・ゆで卵！

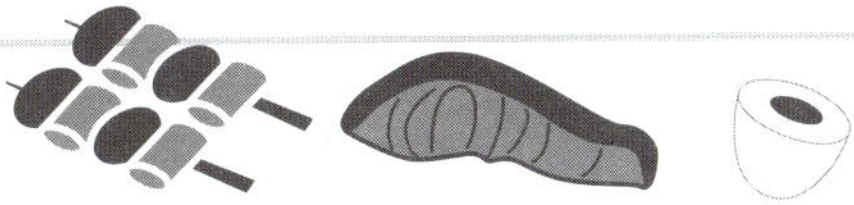

コンビニの総菜コーナーに置かれているパックの焼き鳥や焼き魚、ゆで卵は、夜に自宅でお酒を飲むときや、昼夕食のおかずとしてぴったり。焼き鳥は調味料に砂糖を使っているタレ味よりも塩味のほうを、焼き魚はシシャモなど、塩をして干し、焼いただけのシンプルな味つけのものを選びましょう。ゆで卵は、1個ずつ売られているのでサラダの上に乗せても満足な味わいです。

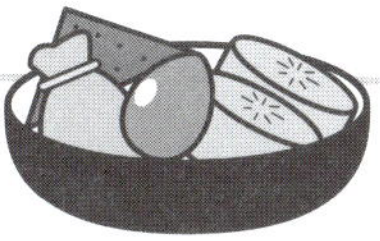

コンビニの定番おでんは
糖質オフ具材の宝庫！

レジカウンターに設けられているコンビニ定番のおでんは、糖質オフ具材の宝庫です。卵、こんにゃく、糸こんにゃく、厚揚げなどはおでん具材の中でも低糖質の優等生ですので、積極的に食べたい一品です。いわしのつみれや結び昆布、牛すじなども噛み応えがあり、満足感が得られるのでオススメ。糖質の低い具材をセレクトしましょう。卵は一日何個食べても大丈夫です。

小腹が空いてしまったときは
糖質が低いチーズやおつまみ系が狙い目

あたりめやひと口サイズのチーズ、スモークタンのパックなど、ほかにもコンビニの定番は低糖質のアイテムが豊富です。乾物の中でもあたりめはとくに糖質が低く、小腹が空いたときに最適。ほかにはビーフジャーキーなどもオススメ。同じ乾物でも甘酢イカやホタテのカイヒモは糖質が高いので注意しましょう。チーズやスモークタンなども糖質が低く、気軽に食べられます。

食品別糖質量一覧

『一番かんたん　即やせる！　改訂版　糖質量ハンドブック』牧田善二著（新星出版社）より

■ごはん&ごはんの友

品名	分量	糖質	カロリー	タンパク質	塩分
白米ご飯（1膳）	めし……180.0g	55.2g	252kcal	3.8g	0.0g
おにぎり（鮭）	めし……75.0g	27.6g	146kcal	4.1g	0.4g
赤飯	めし……100.0g	61.1g	291kcal	6.7g	0.2g
チャーハン	めし……180.0g	68.1g	483kcal	11.5g	1.6g
おこげの五目あんかけ	おこげ……36.0g	35.8g	298kcal	10.4g	2.3g
ドリア	めし……130.0g	57.8g	459kcal	15.8g	1.8g
オムライス	めし……135.0g	59.2g	446kcal	17.0g	2.8g
エビピラフ	米……80.0g	68.5g	388kcal	11.8g	1.5g
チキンライス	めし……180.0g	73.4g	420kcal	10.0g	2.0g
親子丼	めし……200.0g	82.5g	513kcal	20.4g	2.3g
カツカレー	めし……180.0g	84.7g	759kcal	20.0g	3.0g
たくあん漬け	10.0g	1.1g	6kcal	0.1g	0.4g
きゅうりの浅漬け	10.0g	0.3g	2kcal	0.1g	0.3g

■パン&パンの友

品名	分量	糖質	カロリー	タンパク質	塩分
食パン（1枚・6枚切り用）	60.0g	26.6g	158kcal	5.6g	0.8g
バターロールパン	30.0g	14.0g	95kcal	3.0g	0.4g
ピザトースト	食パン……60.0g	30.4g	275kcal	11.7g	1.6g
フレンチトースト	食パン……45.0g	25.9g	222kcal	7.4g	0.8g
エッグマフィンサンド	イングリッシュマフィン……70.0g	28.5g	366kcal	20.2g	2.0g
サンドイッチ（ハム&チーズ）	食パン……17.0g	7.8g	102kcal	4.9g	0.7g
フランスパン	60.0g	32.9g	167kcal	5.6g	1.0g
レーズン入り食パン	53.0g	25.9g	143kcal	4.3g	0.5g
ホットドッグ	ホットドッグパン……43.0g	25.6g	230kcal	7.9g	1.5g
クラブハウスサンド	食パン……90.0g	41.4g	449kcal	16.7g	2.0g
クロワッサン	30.0g	12.7g	134kcal	2.4g	0.4g
ピーナッツバター	10.0g	1.5g	64kcal	2.5g	0.1g
いちごジャム（低糖度）	17.0g	8.0g	33kcal	0.1g	0.0g

■めん&めんの友

品名	分量	糖質	カロリー	タンパク質	塩分
ゆでそば	180.0g	43.2g	238kcal	8.6g	0.0g
ゆでうどん	200.0g	41.6g	210kcal	5.2g	0.6g
スパゲティ	80.0g	56.9g	303kcal	9.8g	0.0g
即席カップめん（ノンフライタイプ）	75.0g	44.5g	257kcal	6.8g	5.2g
インスタントラーメン（油揚げタイプ）	100.0g	59.0g	458kcal	10.1g	5.6g
ゆで中華めん	200.0g	55.8g	298kcal	9.8g	0.4g
月見そば	ゆでそば……180.0g	50.9g	362kcal	17.8g	3.7g
たぬきそば	ゆでそば……180.0g	56.9g	394kcal	13.7g	3.9g
きつねうどん	ゆでうどん……200.0g	52.6g	398kcal	15.8g	5.2g
肉うどん	ゆでうどん……200.0g	50.2g	385kcal	15.8g	3.8g
ソース焼きそば	蒸し中華めん……150.0g	62.8g	456kcal	13.1g	3.4g
みそラーメン	生中華めん……110.0g	72.6g	443kcal	17.9g	7.1g
とんこつラーメン	生中華めん……110.0g	66.1g	507kcal	22.3g	7.1g
カルボナーラスパゲティ	ゆでスパゲティ…200.0g	61.4g	654kcal	22.5g	3.0g
ミートソーススパゲティ	ゆでスパゲティ…200.0g	68.3g	589kcal	22.1g	2.1g
小ねぎの小口切り	10.0g	0.2g	3kcal	0.2g	0.0g
かき揚げ（デリカ）	50.0g	16.1g	161kcal	2.0g	0.7g
チャーシュー	12.0g	0.6g	21kcal	2.3g	0.3g

■その他主食・加工品

品名	分量	糖質	カロリー	タンパク質	塩分
フルーツグラノーラ	40.0g	27.7g	174kcal	3.1g	0.2g
ピザクラスト	63.0g	30.8g	169kcal	5.7g	0.8g
ミックスピザ	ピザクラスト……63.0g	34.4g	397kcal	19.6g	2.1g
切り餅	100.0g	50.3g	234kcal	4.0g	0.0g
きりたんぽ	88.0g	40.3g	185kcal	2.8g	0.0g
コーンフレーク（プレーン）	40.0g	32.4g	152kcal	3.1g	0.8g
緑豆春雨	30.0g	25.1g	107kcal	0.1g	0.0g
ビーフン	50.0g	39.5g	189kcal	3.5g	0.0g
お好み焼き	薄力粉……25.0g	30.7g	326kcal	24.0g	3.0g
パンケーキ	68.0g	30.0g	177kcal	5.2g	0.5g
ホットケーキ（2段）	パンケーキ……136.0g	73.9g	469kcal	10.5g	1.1g
焼きビーフン	ビーフン……50.0g	44.1g	357kcal	14.0g	1.4g

■魚・刺身・その他魚介・魚加工品

品名	分量	糖質	カロリー	タンパク質	塩分
アジの干物焼き	干物……………50.0g(77.0g)	0.1g	84kcal	10.1g	0.9g
ホッケの干物焼き	干物…………65.0g(100.0g)	0.1g	114kcal	13.4g	1.2g
塩鮭焼き	塩鮭……………………………80.0g	0.1g	159kcal	17.9g	1.4g
サンマの塩焼き	さんま ……130.0g(200.0g)	0.1g	386kcal	22.9g	2.0g
イワシの梅煮	いわし ……100.0g(111.0g)	7.0g	205kcal	20.0g	2.0g
うなぎの蒲焼き	蒲焼…………………………70.0g	2.2g	205kcal	16.1g	0.9g
ぶりの照り焼き	ぶり…………………………80.0g	6.3g	254kcal	17.5g	1.2g
マグロ赤身(刺身)	マグロ赤身………………40.0g	0.6g	54kcal	10.7g	0.0g
カツオのたたき(刺身)	カツオ ……………………60.0g	2.4g	84kcal	16.4g	1.0g
ホタテ貝柱(刺身)	ホタテ貝柱………………36.0g	1.9g	36kcal	6.2g	0.1g
ゆでえび	60.0g	0.0g	74kcal	16.9g	0.3g
ゆでずわいがに	40.0g	0.0g	28kcal	6.0g	0.2g
かき	120.0g	5.6g	72kcal	7.9g	1.6g
サバ(水煮缶)	20.0g	0.0g	38kcal	4.2g	0.2g
魚肉ソーセージ	45.0g	5.7g	72kcal	5.2g	0.9g
ちくわ(小1本)	25.0g	3.4g	30kcal	3.1g	0.5g
かまぼこ	36.0g	3.5g	34kcal	4.3g	0.9g

■牛肉

品名	分量	糖質	カロリー	タンパク質	塩分
国産牛肩ロース肉	100.0g	0.2g	318kcal	16.2g	0.1g
輸入牛肩ロース肉	80.0g	0.1g	192kcal	14.3g	0.1g
国産牛もも肉	60.0g	0.2g	125kcal	11.7g	0.1g
国産牛サーロイン肉	100.0g	0.4g	334kcal	16.5g	0.1g
和牛もも薄切り肉しゃぶしゃぶ用	80.0g	0.4g	207kcal	15.4g	0.1g
牛ひき肉	50.0g	0.2g	136kcal	8.6g	0.1g
国産牛ヒレ肉	100.0g	0.5g	195kcal	20.8g	0.1g
ビーフステーキ(ロース)	国産牛肩ロース‥100.0g	1.9g	365kcal	16.5g	1.0g
ビーフステーキ(サーロイン)	国産牛サーロイン‥100.0g	2.1g	381kcal	16.8g	1.0g
ビーフステーキ(ヒレ)	国産牛ヒレ ………100.0g	2.2g	242kcal	21.1g	1.0g
ローストビーフ	国産牛もも …………70.0g	2.2g	198kcal	14.2g	1.4g
牛のたたき	国産牛もも …………60.0g	2.4g	194kcal	12.6g	0.6g
ビーフハンバーグ	牛ひき肉 …………100.0g	9.7g	377kcal	19.7g	1.3g

カッコ内の数字は食せない部分も含みます

■豚肉

品名	分量	糖質	カロリー	タンパク質	塩分
豚肩肉	60.0g	0.1g	130kcal	11.1g	0.1g
豚バラ薄切り肉	50.0g	0.1g	198kcal	7.2g	0.1g
豚バラブロック肉	50.0g	0.1g	198kcal	7.2g	0.1g
豚ロース肉	80.0g	0.2g	210kcal	15.4g	0.1g
豚もも肉	80.0g	0.2g	146kcal	16.4g	0.1g
豚レバー肉	50.0g	1.3g	64kcal	10.2g	0.1g
豚スペアリブ肉	65.0g（100.0g）	0.1g	257kcal	9.4g	0.1g
豚ひき肉	50.0g	0.1g	118kcal	8.9g	0.1g
豚しゃぶサラダ	豚ロース……75.0g	4.1g	263kcal	15.8g	0.7g
豚肉のしょうが焼き	豚ロース……80.0g	6.3g	279kcal	15.0g	1.4g
ポークソテー	豚ロース……80.0g	1.7g	252kcal	15.7g	1.1g
とんかつ	豚ロース……100.0g	10.0g	454kcal	22.6g	0.7g
ポークしゅうまい	豚ひき肉……60.0g	17.1g	226kcal	17.1g	0.8g
焼き餃子	豚ひき肉……50.0g	17.2g	261kcal	12.2g	0.7g
レバニラ炒め	豚レバー肉……50.0g	3.7g	116kcal	12.4g	1.7g

■鶏肉・その他肉・肉加工品

品名	分量	糖質	カロリー	タンパク質	塩分
鶏もも肉（皮つき）	若鶏肉……80.0g	0.0g	163kcal	13.3g	0.2g
鶏もも肉（皮なし）	若鶏肉……80.0g	0.0g	102kcal	15.2g	0.2g
鶏むね肉（皮つき）	若鶏肉……80.0g	0.1g	116kcal	17.0g	0.1g
鶏ささみ	若鶏肉……60.0g	0.0g	63kcal	13.8g	0.1g
蒸し鶏	若鶏ささみ……80.0g	6.4g	180kcal	21.0g	2.3g
鶏肉のから揚げ	若鶏もも……80.0g	4.7g	234kcal	14.0g	0.7g
クリームシチュー	若鶏もも……80.0g	25.0g	421kcal	21.8g	2.7g
チキンカツ	若鶏もも皮なし……80.0g	9.1g	256kcal	17.9g	0.8g
ささみフライ	若鶏ささみ……80.0g	9.1g	239kcal	21.1g	0.7g
ベーコン	20.0g	0.1g	81kcal	2.6g	0.4g
ロースハム	13.0g	0.2g	25kcal	2.1g	0.3g
ソーセージ	45.0g	1.4g	144kcal	5.9g	0.9g
生ハム	50.0g	0.3g	124kcal	12.1g	1.4g
ラムロース（骨つき）	80.0g（100.0g）	0.2g	248kcal	12.5g	0.2g
馬刺し	馬肉……60.0g	2.5g	80kcal	12.5g	0.1g

■卵&大豆製品

品名	分量	糖質	カロリー	タンパク質	塩分
鶏卵(生)	50.0g	0.2g	76kcal	6.2g	0.2g
薄焼き卵	鶏卵……25.0g	0.1g	40kcal	3.1g	0.2g
ゆで卵	50.0g	0.2g	76kcal	6.2g	0.2g
うずら卵(水煮缶)	10.0g	0.1g	18kcal	1.1g	0.1g
プレーンオムレツ	鶏卵……100.0g	1.1g	199kcal	12.9g	1.0g
ベーコンエッグ	鶏卵……50.0g	0.2g	173kcal	8.1g	1.0g
だし巻き卵	鶏卵……50.0g	0.3g	78kcal	6.4g	0.6g
油揚げ	15.0g	0.0g	62kcal	3.5g	0.0g
高野豆腐	17.0g	0.3g	91kcal	8.6g	0.2g
木綿豆腐	150.0g	1.8g	108kcal	9.9g	0.2g
絹ごし豆腐	150.0g	2.5g	84kcal	7.4g	0.0g
納豆	50.0g	2.7g	100kcal	8.3g	0.0g
無調整豆乳	200.0g	5.8g	92kcal	7.2g	0.0g
豆腐ハンバーグ(ポン酢しょうゆ)	木綿豆腐……50.0g	7.1g	221kcal	15.1g	2.2g
揚げ出し豆腐	木綿豆腐……150.0g	9.2g	228kcal	10.7g	1.0g

■いも類・海藻・きのこ

品名	分量	糖質	カロリー	タンパク質	塩分
じゃがいも	135.0g(150.0g)	22.0g	103kcal	2.2g	0.0g
ながいも	81.0g(90.0g)	10.5g	53kcal	1.8g	0.0g
こんにゃく	80.0g	0.0g	4kcal	0.1g	0.0g
しらたき	50.0g	0.0g	3kcal	0.1g	0.0g
ジャーマンポテト	じゃがいも……60.0g	11.2g	102kcal	2.1g	0.6g
フライドポテト	じゃがいも……80.0g	13.1g	88kcal	1.3g	0.5g
焼きのり	2.0g	0.2g	4kcal	0.8g	0.0g
生ワカメ	10.0g	0.2g	2kcal	0.2g	0.2g
切り昆布の煮物	切り昆布・乾燥……8.0g	3.3g	81kcal	2.2g	1.9g
もずく酢	もずく塩蔵・戻し‥40.0g	2.5g	14kcal	0.3g	0.6g
ひじきの煮物	ひじき・乾燥……7.0g	5.3g	95kcal	3.1g	1.7g
ところてん(三杯酢)	150.0g	4.1g	22kcal	0.8g	1.0g
まいたけ	50.0g	0.4g	8kcal	1.0g	0.0g
しめじ	50.0g	0.4g	6kcal	1.3g	0.0g
キノコのソテー	しめじ……80.0g	1.2g	45kcal	2.1g	0.4g

カッコ内の数字は食せない部分も含みます

■緑黄色野菜&淡色野菜

品名	分量	糖質	カロリー	タンパク質	塩分
ほうれん草	51.0g(60.0g)	0.2g	10kcal	1.1g	0.0g
小松菜	51.0g(60.0g)	0.2g	7kcal	0.8g	0.0g
ニラ	50.0g	0.6g	11kcal	0.9g	0.0g
ブロッコリー	60.0g	0.5g	20kcal	2.6g	0.1g
にんじん	48.0g(50.0g)	3.2g	19kcal	0.3g	0.0g
ミニトマト	58.0g(60.0g)	3.4g	17kcal	0.6g	0.0g
ほうれん草のおひたし	ほうれん草……60.0g	0.6g	17kcal	2.0g	0.8g
グリーンアスパラのバターソテー	アスパラガス……60.0g	1.7g	46kcal	1.6g	0.6g
大豆もやし	57.0g(60.0g)	0.0g	21kcal	2.1g	0.0g
キャベツ(ざく切り)	50.0g	1.7g	12kcal	0.7g	0.0g
レタス	80.0g	1.3g	10kcal	0.5g	0.0g
大根	135.0g	3.6g	24kcal	0.7g	0.0g
玉ねぎ	282.0g(300.0g)	20.3g	104kcal	2.8g	0.0g
きゅうりとワカメの酢の物	きゅうり……50.0g	3.5g	20kcal	0.8g	1.2g
マーボーナス	なす……80.0g	7.2g	249kcal	7.4g	1.4g
たけのこのおかか煮	たけのこ……70.0g	3.7g	36kcal	3.9g	0.8g
大根とイカの煮物	大根……80.0g	7.2g	80kcal	8.3g	1.3g

■サラダ・汁もの・スープ

品名	分量	糖質	カロリー	タンパク質	塩分
ポテトサラダ	じゃがいも……50.0g	10.1g	150kcal	3.0g	0.8g
マカロニサラダ	マカロニ・ゆで……20.0g	8.0g	167kcal	5.0g	1.1g
春雨中華サラダ	春雨・乾燥……7.0g	9.3g	83kcal	3.2g	1.3g
シーフードサラダ	イカ・エビ・タコ……各20.0g	1.4g	64kcal	12.6g	0.3g
千切りキャベツのサラダ	キャベツ……35.0g	1.6g	30kcal	2.2g	0.3g
あさりのみそ汁	あさり……20.0g(50.0g)	1.9g	26kcal	2.6g	1.7g
豆腐となめこのみそ汁	木綿豆腐……30.0g	3.1g	50kcal	4.2g	1.7g
とろろ昆布汁	とろろ昆布……4.0g	1.3g	12kcal	1.4g	1.0g
かきたま汁	鶏卵……25.0g	2.1g	52kcal	3.7g	1.5g
けんちん汁	木綿豆腐……80.0g	5.9g	125kcal	6.8g	1.7g
ワカメスープ	ワカメ……15.0g	0.7g	24kcal	1.9g	2.0g
コーンポタージュ	クリームコーン缶……40.0g	12.0g	185kcal	3.7g	1.4g
ミネストローネ	トマト水煮缶……50.0g	12.3g	125kcal	3.8g	1.1g

■すし・天ぷら・焼肉

品名	分量	糖質	カロリー	タンパク質	塩分
握り寿司盛り合わせ	すし飯……160.0g	62.7g	449kcal	28.5g	2.1g
ネギトロすし丼	すし飯……200.0g	73.3g	430kcal	14.4g	0.9g
納豆巻き	すし飯……60.0g	25.7g	204kcal	10.2g	0.6g
鉄火巻き	すし飯……60.0g	23.6g	174kcal	15.4g	0.6g
マグロ赤身握り(1貫)	すし飯……20.0g	7.5g	56kcal	5.0g	0.1g
サーモン握り(1貫)	すし飯……20.0g	7.5g	60kcal	2.7g	0.1g
天ぷら盛り合わせ	―	10.1g	161kcal	9.4g	0.2g
えび天ぷら	エビ……15.0g	1.5g	35kcal	3.4g	0.1g
なす天ぷら	なす……10.0g	2.0g	26kcal	0.3g	0.0g
きす天ぷら	きす……20.0g	2.9g	61kcal	4.1g	0.1g
牛タン塩(焼肉)	牛タン……80.0g	3.4g	304kcal	10.8g	1.2g
国産牛カルビ塩(焼肉)	国産牛バラ……80.0g	3.5g	360kcal	10.4g	1.1g
輸入牛カルビたれ(焼肉)	輸入牛バラ……80.0g	5.0g	322kcal	12.2g	1.3g
豚ホルモンみそだれ(焼肉)	豚小腸・大腸…各40.0g	4.7g	162kcal	10.9g	0.8g
牛レバーたれ(焼肉)	牛レバー……80.0g	7.8g	131kcal	16.3g	1.2g

■串焼き・鍋もの・おでん

品名	分量	糖質	カロリー	タンパク質	塩分
とり皮串(塩)	35.0g	0.0g	96kcal	4.6g	0.3g
とりももネギ串(たれ)	29.0g	1.5g	77kcal	5.9g	0.3g
豚バラ串(塩)	28.0g	0.0g	112kcal	5.8g	0.3g
とりつくね串(たれ)	45.0g	2.0g	114kcal	10.0g	0.3g
串焼き盛り合わせ	―	5.5g	314kcal	34.0g	1.6g
すき焼き鍋	和牛肩ロース……80.0g	20.9g	487kcal	19.0g	2.2g
鶏水炊き鍋(ポン酢しょうゆ)	若鶏もも骨付き ……100.0g(127.0g)	17.8g	336kcal	24.1g	1.8g
牛しゃぶしゃぶ鍋(ごまだれ)	和牛もも……80.0g	17.6g	371kcal	24.2g	1.3g
鍋焼きうどん	ゆでうどん……200.0g	64.1g	491kcal	21.5g	5.2g
寄せ鍋	塩たら……70.0g	10.3g	275kcal	31.9g	3.1g
ちくわ(おでん)	焼きちくわ……40.0g	5.7g	50kcal	4.9g	1.1g
卵(おでん)	鶏卵……50.0g	0.6g	78kcal	6.2g	0.6g
こんにゃく(おでん)	板こんにゃく……30.0g	0.2g	3kcal	0.1g	0.2g
だいこん(おでん)	大根……60.0g	2.1g	13kcal	0.3g	0.5g
はんぺん(おでん)	はんぺん……30.0g	3.6g	29kcal	3.0g	0.6g

カッコ内の数字は食せない部分も含みます

■居酒屋・デリカ・お弁当

品名	分量	糖質	カロリー	タンパク質	塩分
あさりの酒蒸し	あさり…40.0g(100.0g)	0.8g	32kcal	2.5g	1.4g
ウナギの柳川風	鶏卵……50.0g	11.1g	249kcal	16.9g	2.4g
マグロの山かけ	マグロ赤身……60.0g	11.3g	135kcal	18.4g	1.1g
冷ややっこ	絹ごし豆腐……100.0g	2.5g	64kcal	5.8g	0.9g
鯛茶漬け	めし……100.0g	37.9g	283kcal	13.8g	1.3g
豆もやしのナムル	30.0g	0.7g	42kcal	1.6g	0.5g
ローストチキン	232.0g	6.4g	452kcal	30.2g	2.1g
ハムカツ	79.0g	9.0g	175kcal	13.0g	1.8g
コーンクリームコロッケ	72.0g	14.0g	153kcal	3.1g	0.5g
ポテトフライ	40.0g	6.5g	38kcal	0.6g	0.1g
唐揚げ弁当	めし……200.0g	90.3g	557kcal	14.7g	2.0g
和風(鮭)弁当	めし……200.0g	94.1g	648kcal	26.2g	2.7g
牛丼	めし……250.0g	104.1g	749kcal	18.4g	2.7g
天津飯	めし……200.0g	79.1g	563kcal	20.0g	2.6g
天丼	めし……200.0g	91.1g	580kcal	16.9g	2.4g

■乳・乳製品・果物

品名	分量	糖質	カロリー	タンパク質	塩分
普通牛乳	乳脂肪3.8%……200ml	9.6g	134kcal	6.6g	0.2g
低脂肪牛乳	乳脂肪1.0%……200ml	11.0g	92kcal	7.6g	0.4g
生クリーム・植物性	30.0g	0.9g	118kcal	2.0g	0.2g
プレーンヨーグルト(無糖)	100.0g	4.9g	62kcal	3.6g	0.1g
プロセスチーズ	18.0g	0.2g	61kcal	4.1g	0.5g
クリームチーズ	18.0g	0.4g	62kcal	1.5g	0.1g
ミックスチーズ	18.0g	0.3g	71kcal	5.1g	0.3g
ヨーグルトドリンク(加糖)	200ml	24.4g	130kcal	5.8g	0.2g
りんご	50.0g	7.1g	29kcal	0.1g	0.0g
イチゴ	50.0g	3.6g	17kcal	0.5g	0.0g
メロン	50.0g	4.9g	21kcal	0.6g	0.0g
パイナップル(缶詰)	35.0g	6.9g	29kcal	0.1g	0.0g
ドライプルーン	10.0g	5.5g	24kcal	0.3g	0.0g
バナナ	50.0g	10.7g	43kcal	0.6g	0.0g
温州みかん	70.0g	7.8g	32kcal	0.5g	0.0g

■和風菓子・洋風菓子

品名	分量	糖質	カロリー	タンパク質	塩分
たいやき	126.0g	58.7g	278kcal	5.7g	0.1g
草餅	60.0g	30.1g	137kcal	2.5g	0.0g
甘栗	20.0g	8.0g	44kcal	1.0g	0.0g
ようかん	55.0g	36.8g	163kcal	2.0g	0.0g
どらやき	73.0g	40.6g	207kcal	4.8g	0.3g
みたらし団子	65.0g	29.2g	128kcal	2.0g	0.4g
おはぎ(こしあん)	100.0g	42.2g	209kcal	5.5g	0.2g
ミックスあられ	15.0g	12.4g	57kcal	1.2g	0.3g
ショートケーキ	95.0g	35.5g	267kcal	5.8g	0.2g
シュークリーム	100.0g	25.3g	228kcal	6.0g	0.2g
ラクトアイス(バニラ)	100.0g	22.2g	224kcal	3.1g	0.2g
板チョコレート(ミルク)	10.0g	5.1g	56kcal	0.7g	0.0g
粒ガム	4.0g	3.9g	16kcal	0.0g	0.0g
果汁グミ(白桃)	9.0g	6.8g	28kcal	0.3g	0.0g
ビスケット(ソフト)	17.0g	10.4g	89kcal	1.0g	0.1g

■スナック・おつまみ菓子・菓子パン

品名	分量	糖質	カロリー	タンパク質	塩分
ポテトチップ	13.0g	6.6g	72kcal	0.6g	0.1g
ポップコーン(塩味)	10.0g	5.1g	48kcal	1.0g	0.1g
ソーダクラッカー	18.9g	13.7g	81kcal	2.0g	0.4g
いかのくんせい	10.0g	1.3g	21kcal	3.5g	0.6g
おつまみ茎ワカメ	10.0g	2.0g	11kcal	0.2g	0.7g
バターピーナッツ	10.0g	1.1g	59kcal	2.6g	0.0g
あたりめ	10.0g	0.0g	33kcal	6.9g	0.2g
ビーフジャーキー	10.0g	0.6g	32kcal	5.5g	0.5g
チーズたら	20.0g	2.2g	68kcal	4.2g	0.7g
あんぱん	115.0g	54.6g	322kcal	9.1g	0.8g
クリームパン	85.0g	34.2g	259kcal	8.8g	0.8g
ジャムパン	106.0g	55.9g	315kcal	7.0g	0.8g
フルーツデニッシュ	130.0g	45.6g	466kcal	7.9g	1.0g
ケーキドーナツ	40.0g	23.6g	150kcal	2.9g	0.2g
にくまん	110.0g	44.4g	286kcal	11.0g	1.3g

■ドリンク&アルコール飲料

品名	分量	糖質	カロリー	タンパク質	塩分
ほうじ茶	150ml	0.2g	0kcal	0.0g	0.0g
緑茶	150ml	0.3g	3kcal	0.3g	0.0g
ウーロン茶	150ml	0.2g	0kcal	0.0g	0.0g
カフェラテ(砂糖なし)	コーヒー・牛乳 …各75ml	4.1g	53kcal	2.6g	0.1g
野菜ジュース	200ml	7.2g	34kcal	1.2g	0.4g
コーラ・カロリーゼロタイプ	200ml	0.0g	0kcal	0.0g	0.0g
コーラ	200ml	22.8g	92kcal	0.2g	0.0g
オレンジジュース	200ml	21.0g	84kcal	1.4g	0.0g
日本酒(1合)	180ml	8.8g	196kcal	0.7g	0.0g
ビール(グラス)	200ml	6.2g	80kcal	0.6g	0.0g
赤ワイン	100ml	1.5g	73kcal	0.2g	0.0g
白ワイン	100ml	2.0g	73kcal	0.1g	0.0g
梅酒(ロック)	50ml	10.4g	78kcal	0.1g	0.0g
缶カクテル・カシスオレンジ	350ml	24.9g	182kcal	0.0g	0.0g
缶酎ハイ・レモン	350ml	13.0g	179kcal	0.0g	0.1g

■油脂・調味料・その他

品名	分量	糖質	カロリー	タンパク質	塩分
サラダ油	4.0g(小さじ1)	0.0g	37kcal	0.0g	0.0g
ごま油	4.0g(小さじ1)	0.0g	37kcal	0.0g	0.0g
オリーブ油	4.0g(小さじ1)	0.0g	37kcal	0.0g	0.0g
バター	8.0g(小さじ2)	0.0g	60kcal	0.0g	0.2g
マーガリン	8.0g(小さじ2)	0.0g	62kcal	0.0g	0.1g
炒りごま	3.0g(小さじ1)	0.2g	18kcal	0.6g	0.0g
マヨネーズ(全卵)	12.0g(大さじ1)	0.5g	84kcal	0.2g	0.2g
薄口しょうゆ	6.0g(小さじ1)	0.5g	3kcal	0.3g	1.0g
濃口しょうゆ	6.0g(小さじ1)	0.6g	4kcal	0.5g	0.9g
上白糖	3.0g(小さじ1)	3.0g	12kcal	0.0g	0.0g
酢(穀物酢)	5.0g(小さじ1)	0.1g	1kcal	0.0g	0.0g
味噌(米こうじ)	10.0g	1.7g	19kcal	1.3g	1.2g
中濃ソース	18.0g(大さじ1)	5.3g	24kcal	0.1g	1.0g
トマトケチャップ	15.0g(大さじ1)	3.8g	18kcal	0.3g	0.5g
はちみつ	17.0g	13.5g	50kcal	0.0g	0.0g

【著者紹介】

牧田善二（まきた・ぜんじ）

AGE牧田クリニック院長。糖尿病専門医。医学博士。

1979年、北海道大学医学部卒業。ニューヨークのロックフェラー大学生化学講座などで、糖尿病の原因として注目されているAGEの研究を約5年間行う。New Engl J Med, Science, Lancetなどの筆頭著者として研究成果を発表。1996年より北海道大学医学部講師。2000年より久留米大学医学部教授。2003年より、糖尿病をはじめとする生活習慣病、肥満治療のための「AGE牧田クリニック」を東京・銀座で開業し、延べ20万人以上の患者を診ている。

著書に『医者が教える食事術　最強の教科書』(ダイヤモンド社)『日本人の9割が誤解している糖質制限』(KKベストセラーズ)『一番かんたん　即やせる!　改訂版糖質量ハンドブック』など、多数の著書・監修書がある。


【参考文献】

『医者が教える食事術 最強の教科書――20万人を診てわかった医学的に正しい食べ方68』牧田善二（著書）・ダイヤモンド社／『日本人の9割が誤解している糖質制限(ベスト新書)』牧田善二（著書）・KKベストセラーズ／『一番かんたん　即やせる!　改訂版糖質量ハンドブック』牧田善二（著書）・新星出版社／『太らない食べ方』牧田善二（監修）・日本文芸社／『糖尿病で死ぬ人、生きる人 (文春新書)』牧田善二（著書）・文藝春秋／『糖質オフ!でやせるレシピ』牧田善二（著書）・成美堂出版／『糖尿病の人の糖質制限食レシピ』牧田善二（著書）もたっぷりOK!』牧田善二（著書）吉田瑞子（料理）・河出書房新社／『糖質オフでやせる食事』江部康二（監修）・日本文芸社／『イラスト図解1番わかりやすい糖質と血糖値の教科書』麻生れいみ（著書）・斎藤糧三（監修）・GB／『糖質オフと栄養の科学』大柳珠美（監修）、斎藤糧三（監修）・新星出版社

※このほかにも多くの書籍やwebサイトなどを参考にしております

【STAFF】
編集 ―――― 株式会社ライブ（竹之内大輔／畠山欣文）
制作 ―――― 青木聡（An-EDITOR.）／永住貴紀／小日向淳／畠山一子／三谷悠／横井顕／プレヤード
装丁 ―――― I'll Products（成富英俊）
本文デザイン ―― 寒水久美子
図版作成 ―――― 内田睦美
DTP ―――― 株式会社ライブ

眠《ねむ》れなくなるほど面白《おもしろ》い
図解《ずかい》　糖質《とうしつ》の話《はなし》

2018年12月30日　第1刷発行
2023年12月20日　第24刷発行

著　　者　牧田善二
発 行 者　吉田芳史
印 刷 所　図書印刷株式会社
製 本 所　図書印刷株式会社
発 行 所　株式会社日本文芸社
〒100-0003　東京都千代田区一ツ橋 1-1-1 パレスサイドビル8F
TEL.03-5224-6460（代表）
URL https://www.nihonbungeisha.co.jp/

Printed in Japan 112181212-112231208Ⓝ24　(300009)
ISBN978-4-537-21647-9
（編集担当：上原）